CANCER ET MÉDITATION

UN TÉMOIGNAGE

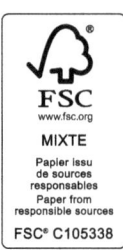

© 2016, Madeleine et gilbert Caty

Edition : Books on Demand,
12 / 14 rond point des Champs Elysées, 75008 Paris
Impression : BoD - Books on Demand Norderstedt, Allemagne
ISBN : 9782322096466
Dépôt légal : août 2016

Madeleine et Gilbert CATY

CANCER ET MÉDITATION

UN TÉMOIGNAGE

« *On a deux vies. La deuxième commence le jour où on réalise qu'on en a juste une.* »

Confucius

PRÉMISSES

Ce soir nous fêtons notre vingt-cinquième année de mariage. Le matin même j'étais de nouveau à l'hôpital d'Avignon pour un prélèvement de moelle osseuse dans le service d'onco-hématologie, autrement dit du cancer. Madeleine et moi y prêtons à peine attention : randonneur de longue date, jamais malade, à 74 ans je suis en pleine possession de mes moyens. Si un cancer s'était installé en moi, il y aurait eu des alertes ! Simplement, depuis quelques semaines j'ai le souffle court.

Presque enjoués, nous évoquons l'année passée à l'Isle-sur-la-Sorgue où, enfin, nous avons déposé besace et soucis. Notre vie fut tellement chaotique et cabossée ! Ici nous partageons une plénitude lumineuse. Proche de Gordes et Ménerbes, le village d'antiquaires est à 20 km d'Avignon. Dans cette niche encadrée par les monts de Vaucluse, le Ventoux et le Luberon, nous avons pris nos habitudes.

Fréquemment Madeleine m'invite à prendre une consommation sur la terrasse du café qui longe la rivière. Dans le lointain les collines, à nos pieds la Sorgue. Le cours d'eau vient de passer une chute de 50 cm de hauteur ; le grondement assourdi nous ferait croire que nous sommes dans une station de montagne. Une joie simple, élémentaire, qui rend compte d'un émoi devant l'harmonie du décor, pour peu qu'on s'y laisse absorber.

Ces moments, comment les évoquer ? Cela fait des années que nous communions dans le rituel du café en ville, dans cet « espace transitionnel » dirait un psy, où libérés des contraintes du quotidien et des habitudes de l'appartement, nous prenons le temps de commenter nos rencontres, le film vu la veille, le dernier livre, les amitiés si précieuses, le devenir des petits-enfants de Madeleine, cette soirée au *Passeur de l'Isle,* la librairie de la place de l'église …

Oui, dans sa simplicité, notre vie est riche. Oserions-nous dire que nous nous suffisons à nous-mêmes comme deux retraités privés de racines, absorbés par ces paysages de Provence que tant d'étrangers découvrent émerveillés chaque année, cinq à six mois durant ? Nous nous y refusons.

*

Le cancer nous foudroie.

Je suis hospitalisé d'urgence le 9 août. La leucémie est confirmée, une leucémie dite aiguë qui nécessitera vraisemblablement des mois d'hospitalisation en isolement, entrecoupés d'intermèdes chez soi. Notre chance, c'est de n'avoir pris la mesure de l'épreuve que progressivement.

Tout a commencé deux semaines plus tôt. Le lundi matin, dès 9 heures 5, mon médecin m'ordonne de me rendre immédiatement aux urgences, muni des résultats de l'analyse sanguine. Ils comprendront. Je ne sais pas ce qu'est un hôpital, encore moins les urgences, sinon à travers les descriptions horrifiées des urgences franciliennes. Rien de tel en Avignon. Je suis aussitôt dirigé vers le service d'onco-hématologie. Quelques minutes d'attente et je suis accueilli par un médecin.

Le personnage me frappe, sa stature devrais-je écrire. Son autorité naturelle, la rigueur du propos ne parviennent pas à me détourner de son regard : de la bienveillance, de la bonté, acquises dans la confrontation quotidienne au malheur.

Lorsque je le reverrai un peu plus tard, le médecin me confiera qu'il fut sollicité par le privé qui lui offrait un salaire bien supérieur. Il a refusé, estimant que le service public lui apportait des satisfactions professionnelles sans commune mesure : le temps de l'écoute, du conseil, du partage ; le sentiment de contribuer à soulager le malheur, à dépasser révolte ou résignation chez ses patients, voire l'abandon de la vie.

Au terme de notre premier entretien, le médecin demande sur le champ un bilan biologique complet et téléphone à l'hôpital de jour de Cavaillon pour une transfusion sanguine. J'ai décrit ma découverte de l'hôpital public dans un article de *La Provence* envoyé à Olivier Mazerolle, son directeur. A ma surprise le long papier, dont je pensais qu'il serait écourté, est publié intégralement un lundi, le jour de forte diffusion (du fait des résultats sportifs). Olivier Mazerolle a pris la peine de me téléphoner. L'article était intitulé *« Merci le service public. Merci l'hôpital public ! »* J'observais que :

« Les séries télé nous ont conditionnés, parfois pour le pire. Voilà l'hôpital réduit à un héros, chirurgien ronchon qui, chrono sous les yeux, opère et

ramène à la vie des cas désespérés. A ces nouveaux héros, dignes des westerns d'antan, s'ajoutent les reportages télé sur les urgences parisiennes réduites à des couloirs encombrés de brancards.

Il y a d'autres urgences et d'autres lieux d'urgence où la vie se joue également aux dés, pourrait-on dire. Plongé dans un milieu saturé d'angoisse, j'ai été confronté à une urgence qui se déploie dans un temps comme suspendu. La détresse y est accueillie et prise en charge dans la douceur et le sourire, dans l'efficacité aussi et la rigueur implacable des protocoles. »

"*Vive l'hôpital public !*" Je ne croyais pas si bien dire. Je retrouve les urgences quelques jours plus tard. J'ai attrapé une angine et dois m'aliter. En fin de journée, inquiète, Madeleine a pris ma température : 41 de fièvre. Appel au SAMU qui, au regard de mon dossier d'onco-hémato, nous envoie aussitôt une ambulance. Manifestement je n'ai plus assez de globules blancs pour être immunisé. Je dors aux urgences, où l'on m'a isolé, avant d'être transféré en onco-hématologie. La fièvre est calmée mais pendant plusieurs jours je ne pourrai ni manger ni même boire. J'en sortirai une semaine plus tard pour accéder au fameux secteur protégé. En quittant ma chambre je ne savais comment remercier le personnel qui s'était relayé comme si j'étais son unique patient. Je laisserai une lettre derrière moi.

Aux membres de l'équipe de soins onco-hématologie

« *Au moment de quitter l'unité, je tiens à vous dire merci. D'abord, parce que, grâce au service, j'ai survécu à la nuit du 9 août. Ensuite, parce que, ayant malgré tout gardé ma tête, j'ai eu le loisir de vous observer pendant la semaine passée ici. J'aimerais tant pouvoir vous remercier, chacune, chacun. Mais vous êtes si nombreux à entourer vos patients nuit et jour ! Je me contenterai donc d'énoncer quelques souvenirs qui traduisent mon admiration pour le travail que vous accomplissez dans l'ombre.*

J'en fais l'aveu, pour qui ne mangeait plus depuis une semaine, les menus composés par Mme E.[1] eurent tout d'une bamboche rabelaisienne. J'ajoute à l'attention de C. que son jus d'orange pressée et givrée m'aura transporté des sables d'Arabie à la cour du grand Moghol !

J'ai bien souvent compati avec A. qui, à l'aube, s'efforçait à dominer des cathéters facétieux n'en faisant qu'à leur tête... Et comment n'avoir pas un souvenir ému pour ces dames qui, maniaient les lavettes virevoltantes sur le sol, dans le silence studieux du matin, non sans me demander toujours si elles me gênaient. Mon activité quotidienne je vous la dois N., ma bonne étoile, dont l'humeur enjouée me faisait oublier le sérieux d'un travail où s'entremêlaient téléphone, ordinateur et ... perfu-

---

[1] Les noms et prénoms sont écrits en toutes lettres dans le mot

sion. Il est vrai, j'avais attendu avec impatience le passage de C. qui, avec la prestance d'un butler, déposait le substitut de Nespresso (qu'il s'excusa de ne pouvoir m'offrir) sans lequel je n'aurais pu démarrer. Et comment ne pas remercier Z. qui était bien la seule à savoir me piloter dans les arcanes d'un wifi si peu hospitalier !

Là où j'ai le plus apprécié votre qualité d'âme, tant elle est subtile, c'est le soir et la nuit. Vous entriez avec une discrétion de chat et vous vous excusiez de me réveiller dans un effleurement de la main dont j'ose écrire qu'il était compassionnel. De même la nuit, alors que la pénombre nous livre à la solitude, toujours cet effleurement de la main le long de la jambe, comme pour me dire : nous sommes là, nous veillons sur vous.

Toutes ces attentions, tous ces gestes étaient portés par un même sourire enveloppant. Ce qu'il y a de magnifique, c'est que ces leçons de vie, je ne les aurai pas reçues d'un prêche ou d'un livre mais de vous, aux prises avec vos propres contraintes. J'en tire une conclusion pour l'avenir : et si tous, nous faisions comme vous dans notre quotidien ? »

Quelle n'a pas été ma surprise d'apprendre que ma lettre avait été affichée dans la salle de réunion des infirmières. Et chacune de me la commenter : « *Emouvante !* » « *Vous êtes un poète M. Caty !* » « *Nous l'avons toutes relue deux fois !* » « *Comme on est touchées !* ». « *Je n'ai pas tout compris, mais ça fait rien* ». « *C'est tellement bien de vous être rappelé de nos prénoms !* » On s'en doute, je suis devenu un patient bien particulier. Il est vrai, j'étais déjà *l'écrivain* puisque, cette semaine-là, j'avais aidé un ingénieur à finaliser son livre, soumis à des délais d'impression impératifs. J'avais fixé nos rendez-vous téléphoniques le matin, un moment où j'étais assuré d'avoir encore ma tête. Ils duraient d'une heure à une heure et demie. Les infirmières et le personnel de service se pliaient avec discrétion à cette exigence.

    J'étais donc un *écrivain*. Sur quoi avais-je écrit ? Un ouvrage technique qui mêlait ingénierie et droit à propos d'un accident ayant provoqué mort d'homme et handicap à vie. Une infirmière me fit raconter l'histoire, puis une autre. Chacune, chacun, aide-soignante, personnel d'entretien, infirmière, médecin, l'entendit. Ce n'était pas une œuvre poétique mais un peu le livre d'aventures de notre enfance qui opposait le bon et le méchant, le généreux et le pervers, le puissant et le faible, sans que l'on sache encore si la victime innocente serait écrasée par une raison d'Etat aveugle… « *Vous nous direz la suite, M. Caty !* » Bien sûr, fidèles auditrices.

Le regard de Madeleine

Pour toi, j'écris

Gilbert n'a jamais douté de sa guérison. Mais il fallut un signe du ciel pour qu'il soit convaincu d'en faire le récit. De même, au terme de quelques semaines j'ai souhaité décrire mon ressenti, celui d'un proche responsable du malade. Lui apporter des marques d'amour et une présence, ce rôle est essentiel. Mais il est éprouvant et à risques : il génère du stress et l'on risque de tomber malade à son tour.

Les premiers soirs, j'affronterai ma solitude sur fond de sidération. Plus tard, viendra la prise de conscience du combat à mener. Chacun dans ses marques.

Enfin l'été s'installait

Enfin l'été s'installait. Un parfum d'hédonisme semblait flotter certains soirs dans le village provençal. Déjà le calendrier estival se garnissant un peu trop à mon goût, j'avais décidé avec Gilbert de différer à l'automne balades et réceptions. Notre été serait calme et serein, suspendu aux lectures en bord de Sorgue.

Mais un matin, au résultat d'une simple analyse, Gilbert est confronté à une minutieuse consultation en service d'onco-hématologie. Le médecin nous dessine avec prudence et gravité les contours d'un cancer du sang. Nous recevons cette nouvelle dans une totale incrédulité. Deux semaines plus tard, c'est « l'effet parpaing » quand le verdict tombe, radical : L.A.A. Autrement dit, une leucémie aiguë atypique, de celle qui « marathone » à la vitesse du mercure. En un rien de temps, elle plaque au sol un homme sain. En un rien de temps, je deviens étrangère à moi-même et n'ai qu'un unique projet : lui rendre visite tous les jours, lui tenir la main et lui répéter comme un mantra : « tu vas guérir, tu vas guérir ! ».

Oui, je vivrai désormais dans une constante dualité. La certitude qu'il survivra, ressentie par l'hémisphère droit de mon cerveau confus, et la peur animale de le perdre, produit de l'autre hémisphère, le gauche, qui m'obsède à chaque instant.

Leucémie, tu me fais penser aux doux prénoms désuets du 19e siècle : Lucie, Emilie, Eulalie... Leucémie, avec la discrétion d'un cobra, tu t'es insinuée dans le corps aimé. Tu as explosé notre union parfaite. Sans l'amour des miens et de mes amis, je pencherais vers la déraison.

Il faut évaluer cette « incongruité », non pas comme un obstacle à contourner mais une force obscure à éradiquer de manière frontale. Nous sommes prévenus : a priori, le traitement durera huit mois en « secteur protégé » avec des intermèdes « à la maison ».

A lui l'enfermement, la dépendance, le matraquage ; à moi la solitude, le foyer désert, la déprime. Matériellement je m'organise en quelques heures ; psychiquement, je rassemble toutes mes lignes de force pour exister chaque jour et apporter à Gilbert le soutien moral, affectif, qui sont les fondamentaux d'une guérison durable.

Gilbert et ses 41 de fièvre s'engouffrent dans l'ambulance

Gilbert et ses 41 de fièvre s'engouffrent dans l'ambulance. Je me retrouve seule dans la rue, théâtre d'ombres où les touristes s'attardent dans la tiédeur estivale, tandis que je frissonne en regagnant l'appartement. En ouvrant la porte je saisis l'ampleur du désastre. Mon compagnon parti, c'est toute ma vie qui s'évapore et avec elle, l'harmonie du décor, la gaieté, les projets. Tout m'apparaît dérisoire. La commode de la chambre m'irrite et m'inquiète, son bois grince. Mes chattes me rejoignent sur le lit, je les serre contre moi, et sur cet ilot de chagrin partagé, une seule pensée m'obsède : demain, je pars pour l'hôpital et m'assure qu'il est toujours vivant ! J'écouterai son souffle, scruterai son visage et lui murmurerai « Tiens bon ! Tiens bon ! »

J'attrapai donc le train, le bus, cavalai dans les couloirs de l'hôpital, enfilai masque et tenue stérile. Le point culminant de ma journée. Ce fut ainsi durant les mois qui s'ensuivirent avec les aléas liés aux transports, les craintes, les rebondis-

sements et le travail sur soi pour ne jamais capituler.

Les premiers trajets s'effectuèrent en mode canicule. Mon état de sidération me rendait insensible à cette météo mais aussi à l'environnement humain. Les cris, les bousculades, les conversations sur téléphone portable ne m'affectaient pas. Je les absorbais pour mieux les évacuer et ce, dans une indifférence compacte.

Ces visites vécues auprès d'un Gilbert regonflé par les transfusions, furent si intenses et gratifiantes qu'elles valaient hautement le contingent des tracasseries. Celles qui sont générées par les déplacements quotidiens. Au fil des semaines, mon psychisme retrouvait ses marques, mon anxiété s'émoussait. Je contais à Gilbert les scènes qui se jouaient sur le quai, sous l'abribus ou à l'accueil de l'hôpital. L'humaine comédie m'interpellait à nouveau. J'en ai retenu plusieurs portraits et quelques leçons de vie.

APLASIE

Le médecin m'avait recommandé de prévenir mes enfants si j'en avais. J'avais aussitôt compris que ma vie était en suspens. Il avait conclu : « *Ce sera une épreuve.* » « *Une expérience !* » avais-je répondu en toute inconscience. J'étais décidé à relever le défi. Mais comment ? Je n'en avais aucune idée. Je savais seulement qu'il faudrait me concentrer sur ce que je serais appelé à vivre, ancré dans l'instant, m'interdisant l'échappatoire de la nostalgie, de la révolte, de l'accablement. J'avais en tête les vingt-cinq leçons de vie du Dr Christophe André, médecin hospitalier dont Madeleine m'avait offert le *Méditer jour après jour.*[1] Nous l'avions fait connaître à tant d'amis en nous efforçant d'y penser « jour après jour », dans une discipline digne du yoga.

Où en étais-je de ces leçons ? A la première évidemment.

« *Ce que nous apprend la pleine conscience, c'est à ouvrir les yeux. Cet acte est important car il*

---

[1] Christophe André, *Méditer jour après jour. 25 leçons pour vivre en pleine conscience,* l'Iconoclaste, 2011. L'auteur dit avoir attendu dix ans avant d'oser écrire ce manuel de méditation vendu à plusieurs centaines de milliers d'exemplaires en France et à l'étranger.

y a autour de nous des mondes que nous négligeons. Ici et maintenant. Nous pouvons y entrer en arrêtant le cours automatique de nos actes ou de nos pensées.

« Cet acte est un acte de libération. Libération de nos pensées sur le futur ou le passé : la pleine conscience nous ramène dans le présent. Libération de nos jugements de valeur : la pleine conscience nous ramène dans la présence. (...) Certes, le passé importe, le futur importe. La philosophie de l'instant présent, ce n'est pas dire qu'il est supérieur au passé ou au futur. Juste qu'il est plus fragile, que c'est lui qu'il faut protéger, lui qui disparaît de notre conscience dès que nous sommes bousculés, affairés. C'est à lui qu'il faut donner de l'espace pour qu'il puisse exister. »

« Méditer en pleine conscience, ce n'est pas analyser l'instant présent, ou du moins pas comme on le croit. C'est l'éprouver, le ressentir de tout son corps, sans mots. »

Quel champ d'expérimentation !

*

Je suis mené dans l'une des six chambres du secteur protégé. Au sas d'entrée, un contrôle de douane : point de brosse à dents (elle est susceptible de provoquer un saignement des gencives), ni rien qui ait été utilisé auparavant ; tout nouvel objet doit être nettoyé avec un désinfectant de surface. *Le Monde*, mon journal depuis toujours, est rejeté : seul admis, le papier lisse et glacé des magazines ; dieux merci aucun livre n'est censuré. Madeleine devra m'apporter les vêtements de rechange dans une boîte fermée. Une obsession anti microbienne qui conduit le visiteur à enfiler charlotte, masque, tunique de survêtement, sur-chaussures. Le personnel soignant porte également masque et charlotte dans la chambre. Il est revêtu d'un ensemble, veste et pantalon vert bouteille, de bon goût, « *english green* » me commente une infirmière qui a le sens de l'humour, comme la plupart de ses collègues. La cellule est avenante et relativement spacieuse : une douzaine de mètres carrés sans compter le coin toilette indépendant, avec douche.

Le bâtiment est neuf, les peintures grise et beige ne sont pas tristounettes. Surtout, pour l'homme d'espace que je suis, la vitre - ce n'est pas une fenêtre - donne sur un bosquet de peupliers frémissants ; au loin des collines, appel à l'évasion et à la randonnée (nostalgie quand tu nous tiens…). Des toits plats de l'hôpital, au dessous, je ne vois rien que le ballet de pies toujours affairées ; là-bas, dans le coin de la vitre, la ligne de chemin de fer qui ne m'a pas interpellé. Une surprise, mon regard a trié et composé ses points de fuite ou d'appel dès l'abord : le ciel, immense, prenant appui sur les collines.

L'ameublement de mon lieu de vie est fonctionnel. En coin une petite table et sa chaise pliante ; un fauteuil médical le long des vitres ; le lit avec, à son côté la « potence » et ses poches à perfusion derrière lesquelles, attaché nuit et jour, je trottinerai à pas comptés pour me déplacer. L'autre côté du lit, une tablette extensible pour les repas qui cache un *« vanity release »*, avec miroir et coffret pour produits de beauté. En face, un placard design qui monte au plafond, une télé murale et au dessous, incongru, un vélo d'appartement. Il est là, invitation muette à l'effort et à la volonté auprès d'un hôte qui n'a plus de souffle. J'en accepte le défi presque goguenard dans un sourire complice. « *A quand des balades comtadines ? me dis-tu. Je m'y efforcerai, promis.* » Seul obstacle à mon insertion, la pulsation sourde et lancinante de l'air conditionné qui m'obligera à porter en permanence des boules de cire dans les oreilles.[1] Je m'y ferai rapidement, apprenant à gérer une audition sélective en fonction des circonstances.

La chambre est désinfectée chaque matin, femme de service et infirmière au coude à coude dans un quasi ballet. Tout y passe, l'armature du lit et le matelas, les portes, les tablettes et appareils de contrôle, le vélo, le fauteuil et ses roues, la chaise, les fils électriques… Jusqu'à la télé perchée à plus de 2 mètres de haut.

*

Ici même je devrais subir huit « cures » successives ponctuées de sorties de deux semaines. Les substances ingérées par perfusion sont destinées à provoquer une aplasie. Qu'est-ce à dire ? Il me faut tout apprendre de la leucémie. La mienne porte le

---

[1] Pour éviter toute contamination par air, l'atmosphère des chambres est en surpression par rapport au secteur protégé qui, lui-même, est tenu en légère surpression par rapport à l'hôpital.

nom de leucémie aigüe lymphoblastique (LAL). Le cahier de soins que l'on m'a remis m'en dit ceci :

« Le terme leucémie aiguë signifie que la maladie s'installe rapidement : quelques jours ou quelques semaines à peine se déroulent entre les premiers symptômes et le diagnostic. Le traitement est entrepris dans les jours voire les heures qui suivent ce dernier.

« La LAL est une maladie rare puisque l'on compte moins de 300 nouveaux cas chaque année en France.[1] Les causes en sont inconnues à l'heure actuelle : ni les microbes, ni l'environnement ou les évènements de la vie ne sont généralement en cause. Elle n'est ni contagieuse, ni transmissible, et n'est pas héréditaire. Cette forme de leucémie peut survenir à tout âge, chez le nourrisson comme chez la personne âgée. »

A l'origine du cancer, la moelle osseuse qui fabrique les cellules sanguines : globules blancs qui nous protègent des infections, globules rouges qui transportent l'oxygène dans l'organisme et nous donnent le tonus, plaquettes qui nous protègent des hémorragies en coagulant le sang. Les globules blancs sont au cœur du processus leucémique : ne mûrissant plus, ils ne cessent de se diviser et de proliférer au point d'envahir le sang. Ces « leucoblastes » ou « blastes » empêchent alors la moelle osseuse de produire globules rouges et plaquettes

---

[1] Soit donc moins d'un cas pour mille puisque la France compte 350 000 nouveaux cancers par an.

en quantité suffisante. D'où la grande sensibilité de l'organisme aux infections, aux risques hémorragiques et à l'anémie.

    La chimiothérapie débarrasse la moelle osseuse des blastes en les tuant. Effet collatéral, elle tue aussi les cellules normales (plaquettes et globules rouges). Privé de toute défense immunitaire, le corps tombe en aplasie. D'où la nécessité de procéder parallèlement à des transfusions sanguines, voire de plaquettes. Normalement, il faut bien compter trois semaines pour que des globules blancs sains réapparaissent. Un prélèvement de moelle osseuse confirmera la rémission complète. C'est le cas pour 70 % des adultes. La première cure, dite d'induction, se prolongera alors de cures de consolidation étalées sur plusieurs mois.

*

    J'entre en secteur protégé le 20 août, épuisé par la semaine passée à guérir mon angine et accablé par la perspective d'y séjourner un mois au moins, m'a-t-on dit. Madeleine est tout aussi effondrée. L'hiver et le printemps sont compromis. Qu'allons-nous devenir ? Une parenthèse de vie suspendue à la réussite d'un implacable protocole.

    Chacun, nous venons d'enfiler une camisole. Nous ne pourrons plus même nous faire la bise.

    En ce premier soir d'isolement, j'ai une hallucination. Je n'hésite pas à utiliser le terme : ce n'était pas un rêve. La scène surgit, insolite, et s'impose, tellement concrète ! Je suis dans la taïga du Grand Nord, abandonné dans la neige. La solitude, le silence à l'infini. Un loup apparaît et s'approche. Il regarde au loin, de droite, de gauche, comme pour éloigner tout éventuel intrus. Se plaçant à mon côté, il m'observe puis me veille, pacifique. Je n'ai pas peur. Au contraire, ce loup me rassure. Je perçois qu'il est là pour me protéger. Je sens sa force et sa détermination. Bonhomme, il s'allonge contre mon corps. Nous sommes amis ! Enfin, il s'ébroue. Puis repart tranquillement. Combien de temps le loup solitaire de la taïga s'est-il attardé ? Ce pourrait être des heures - la scène était intemporelle - ce furent probablement quelques instants.

Un loup protecteur. La scène est insolite. Des loups, je ne connais par la presse que ceux du Mercantour. Ils sont fidèles à leur réputation : à l'estive, ils croquent goulûment brebis et moutons. A force de m'interroger, j'ai fini par penser à « l'animal de pouvoir » du chamanisme dont j'apprends que la terre d'origine est la Sibérie. J'ai été rassuré lorsque j'ai lu que, lorsqu'il apparaît, l'animal de pouvoir correspond au besoin du moment, qu'il soit souris ou zébu, sans pour autant que nous ayons à le fréquenter. Je conclurai simplement que « *le loup de la taïga* » s'est inscrit en moi. Il m'a transmis sa force et sa sérénité. Je l'en remercie.

*

Alors que l'infirmière relève les « constantes » (température, tension, pouls, oxygène), j'observe l'horizon de mes collines. Et repense à ma dernière balade, début juillet. Quel éclat, que d'imprévus ! Gordes-Murs, 25 km aller-retour par un GR (chemin de grande randonnée) fastueux, comme il se doit en cet arrière-arrière-pays. Les paysages devaient être les mêmes il y a deux siècles. En cette saison déjà, l'on ne croise plus sur les routes que des voitures britanniques, bataves, alémaniques, germaniques, toutes vitres relevées... Un label européen, n'est-ce pas.

Me voici dans le village, Murs, aussi propret qu'un village suisse. Discrète, l'église romane est lovée contre les murs de l'imposant château. Miracle : la porte en est entr'ouverte. Je me faufile dans la pénombre et m'imprègne de son recueillement. Entre un jeune couple BC-BG (autrement dit, bon chic - bon genre) ; le look HEC, ajouterais-je si j'étais caustique. Image insolite : leurs bras sont encombrés de chiffons, balais, balayettes, brosses, plumeaux. Ne manquent que les blouses de travail. Que se passe-t-il ? « *Nous nous marions demain !* » me répond la gente damoiselle. Je me surprends à être hypocrite :

- *Hélas, je ne peux pas encore vous présenter mes hommages, Mademoiselle, mais le choix de ce lieu pour votre mariage est déjà un gage de bonheur.*

La porte ouverte me permet de découvrir une plaque en hommage au « brave Crillon » dont j'apprends qu'il naquit à Murs (le village de Crillon est à 30 km de là) et fut baptisé ici même. Je retrouve, gravée, la célèbre phrase de Henri IV au lendemain de la bataille d'Arques, celle-là même qui s'affiche dans les salons de l'hôtel de Crillon, place de la Concorde : « *Pends-toi, brave Crillon ! Nous avons combattu à Arques et tu n'y étais pas.* » Je me plais à relever la confrontation, à travers un même rappel, de deux mondes accolés : église romane et palace, dénuement et ostentation.

J'imagine la noce « villageoise » de demain. Cortège de limousines, flashes, devanture de chapellerie, caquets de volière… Un grand, un beau mariage qui, éclaboussant la chapelle, en aura effacé le message incongru.

Je m'éloigne et retrouve le GR au bord duquel je m'apprête à pique-niquer. La lumière, l'espace me comblent tout autant que la pénombre recueillie tout à l'heure. Je me projette déjà dans la prochaine balade. Le choc tout d'un coup : une partie de mes lunettes tombe dans l'herbe ; elles sont cassées en leur milieu. La catastrophe.

A présent, prisonnier de ma cellule, je ne peux m'empêcher d'y voir a posteriori le symbole annonciateur de ce qui m'arrivera quelques jours plus tard. Mon élan à la vie qui se brise inopinément ; un retrait forcé du monde qui s'estompe dans le flou. Allons jusqu'au bout de la transcription tant elle fut saisissante. Le lendemain j'apprendrai que mes lunettes étaient encore sous garantie. Comme mon corps ? Dès l'après-midi, je porterai la même monture, mais renouvelée. La leucémie ne sera-t-elle donc qu'un épisode ? Retrouverai-je ma vie d'antan et les GR ?

J'en reçois comme l'étrange confirmation dans les jours suivants. Nos deux chattes mènent une vie fusionnelle avec nous, elles nous expriment. Peu après l'épisode des lunettes, Madeleine me raconte l'anecdote suivante, dont je conviens qu'elle est aberrante : une chatte est allée dans le placard de notre chambre où sont rangées mes chaussures de marche ; elle a extrait l'une d'elles, l'a traînée et mise en évidence devant la porte ! Camille messagère des dieux ? Pour sûr…

Le regard de Madeleine

Le sas

Avec mon immense sac de toile, je franchis l'entrée de l'hôpital et fonce vers le secteur dit protégé du service d'onco-hématologie. Passé l'entrelacs des couloirs, très fort il faut pousser une porte à double battant pour pénétrer dans le fameux sas. Là des règles sont à respecter, impératives. Je m'y conforme vite avec les gestes d'un automate.

Mais le premier jour, c'est avec le sentiment de m'immiscer dans une comédie burlesque et d'y faire de la figuration. Pendant le rituel du double lavage de mains, je me regarde dans le miroir et pousse un cri : « Quelle horreur ! Me présenter ainsi devant lui ! » Un peu gênée par cet excès de coquetterie mal placée, je découvre un personnage de bande dessinée, engoncé dans une tenue informe en fin polystyrène, couleur bleu turquoise, ficelée sur mes vêtements de ville. Une galette aplatit ma chevelure et vrille mon front. Un masque de papier épais mais souple me comprime le nez ; son élastique titille mes oreilles brûlantes. Quant aux sur-chaussures en feutrine synthétique, j'ai mis un certain temps à les enfiler en raison de leur ouverture récalcitrante.

Sur mes tempes, je ressens la pression vinaigrée de mes veines alors que je sonne impérieusement pour être introduite dans la zone sanctuarisée. Les affaires réclamées par Gilbert doivent être « décontaminées ». Cela prend des minutes et des minutes. Je suis comme une panthère qui n'aurait pas mangé depuis trois jours.

Enfin la porte du sas s'ouvre sur le grand couloir. Les infirmières m'accueillent. Des anges. Aussitôt, ma nervosité s'apaise. Elles ont le geste maternel, un baume sur mes crispations. Je prends le soin de les remercier. Jamais je n'ai trouvé des paroles à la mesure de leur gentillesse.

J'atteins la chambre aseptisée et appuie sur la poignée de la porte, tout encombrée que je suis de livres et du poste de radio qui échappent de justesse à une chute violente. Je suis de nouveau à bout, j'écume. Mais, d'un coup, à la vue du visage rayonnant de l'homme aimé, l'exaspération s'évanouit. Le dialogue s'instaure joyeux entre ses exclamations et mes balbutiements.

Je venais pour apporter tonus et soutien. C'est lui qui tient le cap et m'encourage dans l'aventure qui commence en ce plein été.

Il nous faudra en ressortir vivants, tous les deux.

SURREAL

Les jours s'enchaînent dans une perception distendue du temps. Je me laisse porter par l'atmosphère si singulière du lieu. Il dicte mes références et conduites : le décor est posé, le protocole est normé, des habitudes se créent. Simultanément les repères extérieurs s'effilochent. N'était l'air pulsé, je vivrais dans le silence. J'y aspire. Celui que j'ai créé avec la cire dans les oreilles me convient. Je le recherche pour en prendre possession, corps et âme, tant j'ai besoin de repos.

J'ai un sursaut tout de même. Cet abandon à un espace-temps si « pauvre » ne va-t-il pas me formater au point d'obérer ma capacité à réfléchir ? L'alibi de l'inertie ! J'ai la chance d'avoir une activité intellectuelle, je ne peux pas l'escamoter. Déjà, je perçois que l'affect prend le dessus. Je me demande comment font les autres patients pour supporter leur enfermement : révolte, sommeil d'abandon, obsessions crispées, complainte… J'aimerais tant savoir et confronter.

Seul, face au ballet des infirmières qui officient en tandem jour et nuit, je prends le temps de les observer[1]. Et d'abord d'apprendre à les recon-

---

[1] Par infirmières, j'entends également les aides-soignant(e)s et les quelques infirmiers.

naître, puisque je m'autorise à les appeler par leur prénom. Derrière leur masque et sous leur charlotte, je devine queue de cheval, coupe à la garçonne, carré ondulé... Je prête attention à leur démarche : cette façon d'être dressée comme en observation distanciée, alors que le mouvement des bras est si fluide, ce regard attentif aux détails épars pour maîtriser l'espace, cette empathie dans le regard qui, lui-même, cache tant d'interprétations... Leur personnalité est comme masquée par l'uniforme et les tâches normées accomplies à l'identique. Pourtant, chacune a son vécu. Ce sont de jeunes mamans pour beaucoup, elles ont une vie sociale, des attentes, des passions et des souffrances qui doivent malgré tout retentir sur le travail et la relation humaine.

Elles sont jeunes - en premier emploi pour certaines - et paraissent appartenir à la même famille : soudées et constamment en échange de services, concentrées, réactives, toujours sur la brèche. Elles tiennent douze heures d'affilée, avec une pause-repas réduite, de nuit comme de jour, debout, sans jamais faiblir, calmes et d'humeur égale. Je m'interroge sur leur recrutement et les responsables qui les « coachent ». Retrouvant des réflexes professionnels, j'en viendrais à mener une étude de cas pour managers. La relation quotidienne avec le cancer induit-elle cette façon d'être ? Une chose est certaine : elles sont toutes volontaires et, dans cet hôpital de 900 lits, elles peuvent à tout instant demander à changer de service.

Comme je l'avais écrit dans *La Provence,* le plus étonnant, c'est leur modestie. « Ça va de soi ».

« *Tout me paraît si naturel !* » « *C'est tellement normal !* » Elles ne mesurent pas ce qu'ont d'exceptionnel leurs attentions, leur disponibilité à chacun. Frapper à la porte de la chambre avant d'entrer d'entrer, s'inquiéter d'un retard de Madeleine, apporter une verveine au miel le soir, s'excuser que l'onguent à étaler va être un peu froid, entrer dans la chambre avec une discrétion féline pour renouveler la perfusion sans me réveiller, en ne comptant que sur la veilleuse du moniteur pour accomplir sa tache...

Leurs gestes pourraient n'être qu'addition de fonctionnalités, à l'efficacité métallique. Mais, à tout instant elles transcendent fonctions et tâches ; et nous transmettent la douceur apaisante dont nous avons tant besoin pour tenir et guérir.

Je ne peux pas oublier ce jour où, lors d'un prélèvement de moelle osseuse, mes doigts se sont crispés. Aussitôt l'infirmière qui assistait à l'opération s'est précipitée : « *Tenez-moi la main, M. Caty !* » Lorsque le médecin, une jeune femme, a reçu le résultat du prélèvement, elle est aussitôt venue frapper à la vitre de la porte, dans un grand sourire, le pouce dressé pour m'indiquer que la partie était gagnée. Oui, à cet instant, nous étions complices.

*

Chaque fois que je suis à l'hôpital, j'accède inopinément à ce qu'on appelle un état modifié de conscience. Si peu de patients osent parler de ce phénomène ! Il me semble inhérent au choc des chimios. Plus tard, une image m'apparaîtra qui caractérise ce lieu exceptionnel, l'onco-hématologie. L'image s'appuiera sur un postulat spiritualiste que la science, me semble-t-il, reconnaît : tout est vibration, la matière comme la pensée. Les vibrations sont lentes ou rapides, sombres ou lumineuses et, dans ce cas, porteuses d'élargissement de notre champ de conscience.

Je percevrai que le service d'onco-hémato se définit par deux strates en constante interférence. D'une part, la couche de l'angoisse et de l'anxiété, de la souffrance et du désespoir. Et par ailleurs, la ligne lumineuse du personnel soignant qui nourrit, en quelque sorte, la strate des patients. Par sa seule présence, par son rayonnement - dont il n'a pas conscience - ce personnel apporte un soulagement plus ou moins marqué ; par son champ vibratoire, il aide les patients à « tenir » d'une façon ou d'une autre.

Cette perception vibratoire du lieu, je l'ai connue peu après un incident significatif. Ayant quitté le secteur protégé, j'étais hospitalisé dans une chambre à deux. Un nouveau patient arrive, en urgence. La quarantaine, il est agité. Assis sur le lit, j'écris, absorbé par l'écran de mon PC. Nous échangeons quelques mots. Haletant, il me décrit son état général, des plus inquiétants. Je lui demande s'il a de la fièvre, il se met alors à me hurler un flot d'imprécations. Je l'apprends à l'occasion : je ne suis qu'un « intello », un « bourgeois » (ni « petit », ni « grand », il est vrai)... L'infirmier déménage aussitôt le personnage, tellement incongru dans le silence du service.

Peu après, informé de l'incident, le médecin tient à me dire combien il en est confus. En fait, il voulait excuser ce nouveau venu. Il n'eut pas besoin de le faire : j'avais compris que cet homme, écrasé par le malheur, avait craqué et s'était libéré de son angoisse comme il avait pu. Comment lui en aurais-je voulu ! Je ne le reverrai pas. Mais j'appris qu'un peu plus tard il avait tenu à s'excuser de son esclandre auprès du médecin lui-même. Bien plus, il chargera l'infirmier témoin de la scène de me présenter ses excuses. C'est comme si cet homme avait été absorbé par l'esprit du lieu, dans l'humilité.

Du médecin à la femme de service, chacun se nourrit mutuellement du savoir-être de ses collègues, ne cessant d'évoquer « l'équipe », la solidarité spontanée, la satisfaction de travailler en oncohémato (jusqu'au besoin de retrouver le service au terme de vacances, même courtes). Alors que, volontaire pour œuvrer dans ce service, chacun est affronté à la souffrance morale et physique des patients, comment expliquer cette constante disponibilité, tout en sourire et en écoute ; cette impressionnante stabilité émotive, du matin au soir et les nuits durant ; cette capacité à personnaliser les soins au point de nous faire oublier que le service héberge plus de cinquante patients ?

L'esprit de groupe se nourrit des vibrations de ses membres ; en retour il les harmonise, et les stimule. Il en est ainsi mois après mois, année après année. Un miracle, tellement humain !

*

La leucémie impose un cheminement dont le corps va porter la marque, discrète ou manifeste.

Le premier acte de mon entrée en onco-hémato aura été la pose d'un cathéter sur l'avant-bras pour y brancher perfusions, transfusions et prélèvements de sang. Travailler sur un ordinateur avec ce joujou qui clique sur le clavier, tel un hochet, fut une performance dont je m'enorgueillis discrètement. Les infirmières veillaient sur ledit cathéter, refaisant le pansement tous les jours.

Lorsque je suis transféré au secteur protégé, je reçois un implant sous clavicule qui, une fois posé, formera un simple renflement de la peau. La « chambre implantable » facilite perfusions et injections répétées pendant des mois, voire des années, sans pansement ni soin particulier. Sa mise en place se fait sous anesthésie locale.

Deux brancardiers descendent mon lit en chirurgie à travers un labyrinthe de couloirs à 90 degrés et des ascenseurs géants. Ils slaloment tout en douceur. Me voici, avec quelques patients dans un passage aux abords de la salle dite de réveil dont je perçois un brouhaha bien énigmatique : n'accueille-t-elle pas des patients qui, tout juste opérés, sont encore sous anesthésie ?

Je me retrouve face à une fresque de quinze mètres qui s'étale sur deux murs. Je prends le temps de l'observer, constatant que je suis bien le seul à le faire. Elle nous propose, en un style qui se veut naïf, la Provence des *Lettres de mon Moulin.*[1] Les terrasses de pierres sauvages, le moulin à vent au haut de la colline, l'âne à la carriole, la chapelle

---

[1] Le recueil de nouvelles d'Alphonse Daudet est paru en 1879 dans sa forme définitive.

aux champs, les lavandes violettes, le Ventoux… se veulent une immersion touchante dans la Provence d'antan. Plate comme des cartes à jouer, l'imagerie ne parvient pas à m'émouvoir. La lumière comtadine est tellement subtile et vibrante lorsqu'elle n'est pas estivale ! Cette BD sans paroles parlerait-elle aux quelques enfants égarés en ce lieu ? Pas même, c'est évident.

   Une infirmière consulte mon dossier posé au pied du lit et m'apporte un deuxième couvre-lit. Elle me demande d'attendre encore un peu. Après mon transfert dans un lit plus modeste, elle pousse une porte vitrée et, seule, s'engage avec moi dans un nouveau dédale. En quelques glissements de roue, j'ai retrouvé le silence et l'atmosphère ouatée du secteur protégé. Menue et délicate, mon ange gardien peine à tirer mon chariot et à le faire tourner. Spontanément les infirmières qui nous doublent lui donnent un coup de main, sans un mot, dans le sourire. De relais en relais, nous atteignons la « salle d'op » d'où je ressortirai trois-quarts d'heure plus tard muni de mon viatique.

   Je suis mené dans le tohu-bohu de la salle de réveil, une pièce immense faite de deux plateaux perpendiculaires. Vingt à vingt-cinq personnes sont allongées, encore endormies pour la plupart. Alignées sous autant de moniteurs, elles sont âgées pour beaucoup. Auprès d'elles s'affairent une douzaine de « blouses vertes » portant le même uniforme qu'au secteur protégé.

   Je suis saisi par la scène *surreal* qui s'offre à mes yeux et mes oreilles. Le brouhaha est à son comble. Ce ne sont que cris, interpellations, rires, conversations, bonne humeur, sifflotements, exclamations. Une enfant pleure sa maman à grands cris, un homme râle, des brancardiers amènent et sortent des lits bruyamment. A peine réveillée, une femme raconte à forte voix, pour surmonter le bruit, sa semaine horrifique dans les hôpitaux italiens à la suite d'une fracture de la cheville.

Au bureau *open space* dont la fenêtre est constellée de notes, des écrans en tous sens enregistrent et dictent le déroulement des opérations de terrain. Leurs servants agitent un bras et lèvent la voix pour prévenir les collègues qui, à dix mètres de là, sont accrochées au téléphone ou en discussion avec un interne.

Pour autant, tellement attentif, le personnel s'affaire auprès des patients. Il les accompagne d'un regard sur les moniteurs, d'un ajustement du drap, d'un mot ou d'une écoute lorsqu'ils ouvrent les yeux. A côté de moi, une infirmière est assise auprès d'une fillette endormie ; elle lui tient la main et la contemple dans un sourire maternel éperdu, digne du pinceau de Berthe Morisot.

Là encore, le personnel chirurgical transcende le malheur, la douleur, l'anxiété : à sa façon, dans un mouvement brownien dont le désordre apparent cache présence attentive et rigueur. Quel hymne à la vie !

*

Au cours de cette première « cure », un autre évènement, *surreal* lui aussi, m'aura frappé. Intime, il m'a fait vaciller.

Mes cheveux commencent à tomber. Il faut me tondre. Je sais que c'est la marque d'une chimio ;

j'y suis préparé ; une formalité. L'infirmière étale un drap dans le cabinet de toilette et m'assied face au miroir du lavabo. Elle procède en douceur, comme s'il s'agissait de la tête d'un enfant. Ses collègues lui ont demandé de s'en charger ; il semblerait que c'est sa spécialité, par défaut, comme si les infirmières elles-mêmes redoutaient l'exercice. Je plaisante et admire la gestuelle dans le miroir pour ne pas fixer mon visage. Je m'observe enfin pour remercier la « coiffeuse ». « *J'aime bien* », commente-t-elle pour rendre la métamorphose acceptable.

Un autre homme me fait face que je ne connais pas. Le regard est concentré, le visage sévère. Tellement austère. Il y aurait peut-être du Foucault - le philosophe - dans cette physionomie qui, malheureusement, ne suggère aucune stature intellectuelle. Au fait, quelle dimension exprime-t-elle ? Pas celle d'un rugbyman ou d'un footeux : pas assez baraqué pour y prétendre. Me confondrait-t-on avec un zombie qui voudrait se parer d'un look de pacotille et paraître « *in* » en copiant les trentenaires rasés qu'il croise, sûrs pour beaucoup d'une séduction aussi lisse que leur pensée ?

Je dois m'habituer à ce visage, il faudra bien le voir. Est-ce que je m'accepterai ou me nierai en attendant une nouvelle chevelure ? Je frémis en pensant à Madeleine que je n'ai pas prévenue.

Je sais que par amour elle taira son désarroi. Elle s'exclame. « *Il y a du Gandhi en toi, mais en plus beau !* » Je ne saurais dire si elle est sincère ou s'il s'agit d'une boutade pour masquer le choc. Bienveillante, une infirmière confirme : « *Oui, il est bien plus beau !* » Je m'efforce à rire, non sans me dire que la référence à Foucault aurait eu plus d'allure. Madeleine enchaîne, « *Finalement il y a aussi du Foucault chez Gilbert.* » J'ai de la veine. Reste à devenir foucaldien.

Pour autant je me refuse à aller et venir sans casquette lors de ma prochaine « perm » à l'Isle-sur-la-Sorgue. Le jour dit, j'ai le bonheur de trouver une casquette blanche à visière, ajoutée aux vêtements de ville. Je la garderai vissée sur le crâne. Elle me convient : légèrement en oblique, elle me prêtera un air de fantaisie bien tempérée qui trompera son monde. « *Formidable ! Tu fais british, un yachtman* » commente Madeleine. C'est une chance : à l'automne, dans notre région il y a tant de Britanniques ! Je passerai inaperçu.

Avec ou sans casquette je refuse toujours de me mirer. L'après-midi, assise contre le lit, Madeleine ne cesse de me fixer avec le même regard. Présente ou absente, une poignée de cheveux ne saurait troubler son amour. Quelle leçon !

*

Ramené aux fondamentaux par l'amour de Madeleine, libéré de mes divagations… échevelées, je pense aux femmes. Une image insoutenable surgit en moi : les femmes tondues de la Libération. Lorsque je tenterai d'évoquer leur traumatisme avec les infirmières et aides-soignantes, toutes feront référence à cet épisode. Il a pris sa dimension tragique dans quelques séquences de films sur la Libération. Elles étaient brèves - il y avait tant à dire par ailleurs - mais si fortes et abominables que nous en sommes tous imprégnés.

La perte de sa chevelure s'accompagne de la disparition des cils et sourcils. *« L'entourage ne mesure pas toujours la détresse que peut provoquer ce qu'il considère parfois comme « un simple effet secondaire.» Perdre ses cheveux, c'est ébranler sa féminité, c'est donner à voir la maladie à l'extérieur, c'en est aussi un rappel constant. Quand on demande aux patientes de classer par ordre d'importance des dizaines d'effets négatifs liés au cancer ou à ses traitements, c'est bien souvent l'alopécie qui arrive en première place.»*[1]

J'avais noté dans mon article à *La Provence* qu'un groupe féminin de parole avait été créé à Cavaillon. Dans les hôpitaux, des associations de femmes bénévoles multiplient les soins de beauté et les conseils pratiques, par exemple sur l'art de nouer les foulards qui couvriront la tête. Ici même, dans le cahier de soins qui m'a été remis, je trouve des fiches documentaires sur « les soins de support » que l'on peut solliciter : diététicienne, psychologue, sophrologue, art-thérapeute… onco-esthéticienne. Son rôle majeur : ouvrir « la parenthèse beauté » qui permettra de garder un lien bienveillant avec soi-même. L'esthétique devient un auxiliaire thérapeutique pour *« retrouver l'estime de soi »* et *« tester le regard de l'autre »*, mari et amis, mais aussi, ne l'oublions pas, enfants.

---

[1] Institut national du cancer, « Traitement du cancer et chute des cheveux. »

Le regard de Madeleine

Déni

La parure capillaire n'étant pas inscrite dans mes gènes, j'admirais la toison dense et argentée de Gilbert. Régulièrement j'effilais ses mèches indisciplinées et en éprouvais un réel plaisir tactile. Son témoignage sur l'épisode de la tonte m'a surprise et émue rétrospectivement. Je ne pouvais supposer qu'il en fût affecté.

Le jour prévu de la tonte résonnait en moi comme une abstraction. Gilbert serait au dessus de l'épisode obligé et passager. J'avais rassemblé bonnets, casquettes et chapeau à cet effet. Quand il voulut me montrer son joli crâne, je me raidis puis, à sa vue, dans les fines particules luminescentes de la chambre, éprouvai une sidération que je ne m'explique pas puisqu'il gardait toute sa séduction.

L'irrationnel s'était emparé de moi. Je balbutiai quelques considérations discutables : « tu ressembles à Gandhi, mais en mieux », « tu ressembles à Michel Foucault »... Les heures s'ensuivirent sur fond de découragement avec le constat d'un transfert. C'est moi qu'on avait mutilée. Ce globe lisse au dessus du front bien aimé n'appartenait pas à Gilbert. Je refusais cette donne, symbole du cancer. De retour à la maison, je me décidai à un sursaut : ne plus y prêter attention. Seule importait l'éradication de la bête.

INTERMEZZO

La première chimio, dite d'induction, est la plus sévère. Généralement, elle dure un mois et plus. Mais, quinze jours après mon entrée en secteur protégé, le prélèvement de moelle osseuse (le myélogramme) a révélé la disparition de cellules cancéreuses au cœur de la fabrique, si bien que mon séjour n'aura duré que trois semaines, en y incluant l'angine. La rémission acquise, je passe en phase de consolidation. J'échappe à la perspective d'une greffe osseuse et, un peu plus tard, poursuivrai les chimios en dehors du secteur protégé.

Les derniers jours, je suis suspendu aux résultats des analyses de sang : l'aplasie a-t-elle fait descendre le nombre de globules blancs - plus exactement, les polynucléaires neutrophiles - à moins de 300 ? Une semaine d'impatience que je vis largement dans le sommeil tant je suis épuisé.

Il est vrai que, le matin, je continuais de finaliser le « roman d'aventures », mais libéré des échanges téléphoniques simultanés avec son auteur. Ce travail fut une chance ; mon EPO ! disais-je pour me justifier, tant il était devenu une drogue.[1] J'étais dopé, boosté à l'adrénaline de la création et projeté dans les perspectives du livre.

---

[1] L'érythropoïétine fut utilisée comme produit dopant par les coureurs cyclistes.

« Mon corps ne peut l'ignorer », ajoutais-je en moi-même, tant je me sentais proche de lui et de ses ressentis, un acquis de mes randonnées où physique et mental vont à l'unisson.

Dès le début du traitement, mes journées furent scandées par la venue de Madeleine. Je faisais la sieste après déjeuner si bien que nous pouvions mener nos conversations en tous sens, deux heures durant… quelques instants dans notre perception. Madeleine est lumineuse. Nous avons le même regard sur le monde. Nous ne voulons pas nous couper de l'actualité pour nous confiner dans le malheur. Nous parvenons aussi à rire des anecdotes cueillies par Madeleine dans le train ou le bus. Je continue de lire *Le Monde* (mais sur écran), y consacrant une bonne heure par jour, tant les suppléments quotidiens sont passionnants.

De Madeleine, je ne peux retenir que le regard et le mouvement si tendre de ses mains sur les miennes. La démarche et le visage - du moins ce que j'en perçois - sont marqués. Son désarroi, l'attente éperdue de mon retour la minent. Tiendra-t-elle le choc au fil des mois ? Quelles que soient sa volonté et sa confiance, le corps impose son diktat. Lui aussi réclame du temps pour se récupérer. Le soir, c'est un rituel, nous nous téléphonons. Quelques mots seulement, mais le son d'une voix aimée, une mélodie entendue amoureusement tous les jours, vingt-cinq ans durant. Tant d'affect fondu dans une expression limpide, un tel nuancier d'intonations ponctuant la pensée si rigoureuse ! Madeleine est tout entière dans ce timbre et ce phrasé. Une griffe.

Une chose me frappe a posteriori. A aucun moment je n'ai pensé que je pourrais mourir de cette leucémie. Un optimisme d'une inconscience infantile au regard d'une vie qui se compte en sept décennies. Aujourd'hui je sais qu'en moyenne 10 % des leucémies ne guérissent pas, un pourcentage évidemment beaucoup plus important lorsque les malades ont dépassé les 70 ans. Mais il y a notre couple, fusionnel. Et la relation que j'entretiens avec mon corps, un deuxième couple. Nous avons partagé tant d'escapades, de bonheurs, de découvertes enthousiastes et d'efforts ! Autant dire que nous sommes habitués à dialoguer et à nous respecter l'un l'autre. J'en conclus que mon corps ne saurait lâcher ; lui aussi assumera le choc et surmontera le matraquage chimique.

Je n'aurai donc pas connu les moments tragiques d'interrogation sur la mort lorsqu'elle s'approche. Un instant elle m'effleura, lorsque je suis entré à l'hôpital avec cette terrible angine qui se surajoutait à l'anémie. Comme un lâcher prise tout en douceur, un flottement apaisant. Une dérive qui, tel un courant aérien, m'emportait ; et m'élevait. L'accès à une forme de plénitude. J'ai fait l'effort de mobiliser un résidu de pensée pour échapper à cet appel dont je percevais étrangement qu'il était celui de la mort. Dans un sursaut, je décidai de rester arrimé au monde incarné. Aujourd'hui je peux dire que mon amour pour Madeleine, que notre amour nous a sauvés. Peu après, « *le loup de la taïga* » venait à moi.

J'ai échappé à ce qui devrait enfermer les nouveaux patients dans le soliloque dévastateur d'une temporalité en lambeaux : retour sur sa vie, échecs et regrets, erreurs et faiblesses, remords, malentendus, peur panique du néant, vaines interrogations sur la survie après la mort…

*

Les médecins m'ont accordé deux semaines de congé. Avec Madeleine nous avons programmé de sillonner en voiture la Drôme provençale, en ce mois de septembre presque vide de ses *estrangers* - du « dehors » comme du « dedans ». Mais nous avons dû plier devant l'évidence : j'en suis incapable. Mes journées sont ponctuées de légers sommeils - une heure, une demi-heure. Nous ne vivons pas au jour le jour mais de matin en après-midi. Les contraintes du quotidien nous mobilisent, j'ai plaisir à les assumer. Le passage intense de nos familles est le souvenir marquant de cet intermède sur lequel pèse, malgré tout, l'appréhension du retour à l'hôpital. Car j'ai enfin intégré que le protocole se déroulait sur huit et non pas quatre cures, sur huit mois et non pas quatre, comme je l'avais imaginé, contre toute évidence.

La seule façon de vivre l'inacceptable, c'est de se projeter dans chacun des instants à venir, s'y cramponner, s'interdire toute évasion vers le passé ou des lendemains hasardeux. *Hic et nunc*, ici et maintenant. Une discipline exigeante tant la chose nous est étrangère. J'en suis resté à la première des vingt-cinq leçons de Christophe André mais constate que je progresse alors que, ce lundi matin, je traverse en voiture la campagne apaisée pour rejoindre l'hôpital. Le propos du Faust de Goethe que Christophe André cite en exergue prend sens :

« *Alors l'esprit ne regarde ni en avant, ni en arrière. Le présent seul est notre bonheur.* » Il est vrai, j'associe Madeleine aux paysages qui glissent sous mes yeux : mas séculaires discrètement campés sur leur passé, haies de cyprès dressées face au mistral.

*

Ma deuxième « chimio » devrait mieux se passer, elle est plus légère. J'ai retrouvé ma chambre, son ciel et ses collines, les infirmières et les habitudes dictées par le protocole médical. Je m'étonne de l'aisance avec laquelle j'enfile l'uniforme du patient. Je l'accepte sans crispation, me disant que la parenthèse sera vite refermée : deux à trois semaines. C'est que j'ai à finaliser une nouvelle biographie, l'aboutissement d'un long parcours qui, dans sa dernière phase, s'apparente à un travail d'imprimeur, l'ordinateur étant l'imprimerie.

Biographes de particuliers, nous avons eu la chance de mener cet artisanat - la biographie - à un moment où l'aboutissement en est un véritable livre. Non plus la photocopie d'un pavé, le « A4 », mais un ouvrage au format « roman ». Ce travail méticuleux, c'est la récompense des mois que nous aurons passés à créer une maïeutique de l'échange avec le biographé, à transcrire ses propos dans un style qui l'exprime, à « contextualiser » le récit, c'est-à-dire le replacer dans son environnement socio-historique.

Sur notre site internet, nous avons décrit notre cheminement, du premier contact à la remise des mémoires dont quelques uns sont retenus par un éditeur grand public. Comment pouvais-je imaginer qu'il y a quelques années, nous avions décrit ce par quoi passe naturellement toute personne appelée à frôler la mort jour après jour, des mois durant ?

« *Ecrire sa vie, qui n'y a pensé un jour ? Mais pour s'interroger aussitôt. Qu'en retenir ? Fut-elle à ce point dense, insolite, exemplaire, qu'elle mérite quelques dizaines, quelques centaines de pages ? Quel crédit mes lecteurs donneraient-ils à ces souvenirs ? Et puis, comment dénouer l'écheveau d'une existence, cette intrication de la carrière et de la famille, de la vie sociale et de la vie personnelle ? N'est-elle pas un magma où sans cesse le passé affleure et se mêle au présent, dans une insaisissable subjectivité qui en fait le prix et l'incertitude ? Pourtant de plus en plus de personnes surmontent réticences et obstacles pour se lancer dans une expérience unique, redéployer son passé.* »

C'est que, « *écrire sa biographie, c'est retrouver une mémoire pour soi-même. Le temps ayant absorbé les scories des jours, transcrire une vie est un exercice bien singulier. Le temps linéaire n'est plus. La toile impressionniste ou pointilliste des évènements se structure en une composition que l'on pourrait qualifier de non figurative. Cette rétrospective court-circuite l'évènementiel. Elle fait surgir de l'inconscient le détail enfoui qui, pourtant, était marqueur d'expérience. Elle révèle des lignes de force qui, d'un coup, vont donner sens à une matière, à un advenir. Création mémorielle, elle trame une existence.* »

Cette expérience, cette relation à l'autre est tellement passionnante ! Riche de découvertes et d'émotions comme d'amitiés, elle devient souvent une thérapie qui ne dira pas son nom. Elle est également parsemée de souvenirs cocasses qui trouveraient place dans les *Mémoires d'un Nègre*.

*

Madeleine me pourvoit en lectures de détente. Une boulimie. Je dévore des nouveautés, Joël Dicker, Romain Puertolas, tout comme Jean-François Deniau et David Foenkinos que je n'avais jamais lus. S'ajoute le théâtre d'Eric-Emmanuel Schmitt. Mais encore Mazarine Pingeot et le Compostelle de Jean Christophe Rufin… Quel entrechoc littéraire, quelle confrontation ! Je passe du polar dont le scénario est habile empilement de poupées russes à l'auto-analyse implacable, de l'écriture lâche ou bondissante à la rigueur classique d'un style mâtiné de vocabulaire « *djeune* ». Je me divertis des images et raccourcis qui surgissent, inattendus, ou de dérisions assumées qui pardonnent la facilité littéraire.

Pour moi qui m'efforce à écrire lisiblement, comment ne pas me sentir en connivence avec l'apprenti écrivain en quête d'inspiration ? Dans « *l'éclat de (sa) médiocrité* », il évoque « *l'héroïsme de la virgule* » et voit les mots avancer vers lui « *avec la grâce de l'invisibilité* »[1] Je

---

[1] David Foenkinos, *Les Souvenirs.*

suis saisi par la capacité des écrivains comme des artistes à anticiper « l'air du temps » et à formuler les images qui le résumeront d'une fulgurance. En 1995, alors que la finance et les traders n'avaient pas encore pris possession du monde pour le conduire où l'on sait, Eric-Emmanuel Schmitt nous en livrait une vision parodique mais follement véridique. Ecoutons Golden Joe, figure de la City :

« *La terre n'est ni ronde ni plate. Elle est rectangulaire, de la taille d'un écran, et elle tourne lorsqu'on appuie sur une touche ; on s'y déplace sur le dos d'un curseur, à la vitesse de la lumière, et l'homme n'est qu'un point lumineux.* »[1]

Je pense à la fantaisie de Madeleine. Ce jour d'été, nous pique-niquons sur le bord délicieusement ombragé d'un ruisseau. Nous nous laissons absorber par le cours alangui de l'eau vive. Quel personnage ! Nous sommes ses invités. Enjoué, il nous parle. Comment transcrire la fraîcheur de son propos ? Comment exprimer l'émotion sensuelle qu'il suscite en nous ? Quelques mots usés viennent à l'esprit : murmure, bruissement... Madeleine s'exclame « Allons au-delà ! » Et d'improviser un hommage à l'eau rêveuse (que j'ai transcrit à notre retour) : « *Le ru roulecoule et chantcoule... Il muse et s'amuse... La brise folâtre l'émoustille... La vaguelette brouillonne contre le tronc. Divagante, elle va et s'éteint sur les froissures de l'herbe... Glissure de cristal.* Partageons

---

[1] Eric-Emmanuel Schmitt, *Golden Joe.*

ce rêve d'infinitude ! *murmure l'ensorceleuse. Aquarêve.* »

*

Le pèlerinage à Compostelle de Jean-Christophe Rufin m'aura interpellé.[1] Je suis tenté de tracer un parallèle entre deux démarches contrastées : celle du pèlerin qui évolue dans des espaces ouverts et celle du malade rivé à son lit, en un lieu clos. Pour autant leur temporalité est proche : le terme du processus est éloigné, les minutes et les heures n'ont plus la même densité. La solitude est leur compagne (quand bien même on marcherait en groupe). Enfin, l'un et l'autre se confrontent jour après jour à la contrainte subie : tenir devient le maître mot. C'est que, pas plus que le cancer, le pèlerinage n'est débonnaire. Comme lui, « *il est une force. Il s'impose, vous saisit, vous violente et vous façonne. Il ne vous donne pas la parole mais vous fait taire.* »

On est tenté de lire au premier degré le témoignage de J.C. Rufin tant il est savoureux et parfois cocasse. Pèlerinage : la geste lestée par les siècles masque tant de petites compromissions inavouables, de truquages malhabiles, voire de mensonges à soi-même ! Rufin suggère que la part d'héroïsme du pèlerinage est nécessairement masquée. N'est-ce pas aussi le cas du patient en son pèlerinage intérieur ?

---

[1] Jean-Claude Rufin, *Immortelle randonnée. Compostelle malgré moi*. Guérin.

J'ai un choc en refermant *Immortelle Randonnée.* Je constate que je suis en train de passer à côté d'une expérience majeure. Je suis assis sur mon lit comme je le serais à mon bureau ou sur un canapé. Je ne suis pas malheureux : il y a tant à faire ! La bio(graphie), *Le Monde,* les livres meublent un temps qui se densifie. Madeleine vient à moi tous les jours. Je déguste la profusion à loisir, organisant mes journées comme bon me semble. Ne manquent que les chats. De fait, c'est comme si je fuyais la leucémie, n'ayant pas le courage de l'assumer dans sa singularité. Aurais-je escamoté le défi lancé il y a deux mois ?

Le regard de Madeleine

Tohu-bohu

Gilbert aura des résultats d'analyse aujourd'hui. Ces moments sont si chargés en émotion ! Je veux, en la circonstance, être très mignonne avec mon héros. Mais c'est une grognonne qui échoue à son chevet. J'ai des excuses.

Réveillée par le mistral : je ne supporte pas le mistral. Je constate un début de lumbago. Mes chattes boudent. Le poste de radio m'échappe, chute et explose. Adieu mon édito favori. Le riz de midi est brûlé et mon train supprimé, remplacé par un car bondé et bruyant.

Enfin, parvenue à l'accueil avec une heure de retard, la grande glace me renvoie l'image d'une presque folle, visage pourpre et chevelure ébouriffée (encore le maudit mistral). Je m'offre un café pour me calmer (réaction parfaitement stupide). Je lève la tête et remarque une femme qui frappe sur la machine comme une malade (pardon). Elle s'énerve, se lamente puis insulte le dispositif.

Je m'approche et lui propose mon aide. Elle ne répond pas. J'insiste. Elle me dévisage, furieuse. Je souris et lui donne la pièce manquante. Elle n'en revient pas et s'exclame : « Mais je ne puis accepter ! » - « Ce n'est pas un problème, chère Madame, nous sommes civilisées, nous pouvons nous entraider. Une autre fois, une autre personne me dépannera, c'est une chaîne, la so-li-da-ri-té ».

Une grimace barre son visage. Elle accepte, comme pour apaiser les personnes qui attendent depuis un moment. Elle tourne les talons sans un mot.

Je retourne à mon siège et à mes bonnes résolutions lorsque je la vois réapparaître. Elle me tend les 20 centimes. L'entraide, c'est pour les pauvres.

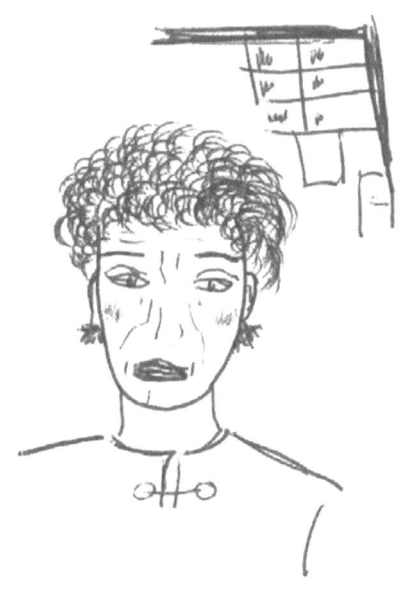

Je l'évacue bien vite de mon esprit en rejoignant Gilbert. Je ne dois pas communiquer mon stress à celui qui subit l'enfermement et les effets secondaires d'un traitement de choc. Focaliser sur des tracas matériels alors qu'une vie est en jeu, c'est aberrant. Alors, je me voûte, réprime la sen-

sation douloureuse au bas du dos, culpabilise, tente de dénouer l'écheveau des pensées chagrines. Mystère du mental qui tournicote les idées les plus incongrues au beau milieu d'une supplique ou d'un mouvement oblatif.

    Et puis, cette rage éprouvée tout à l'heure dans le bus, avec pour motif : la signalisation aux abords de l'hôpital. En y repensant, mon esprit s'échauffe à nouveau. Il est à mon sens scandaleux que les pouvoirs publics, nos édiles, infligent aux familles visiteuses de grands malades la vue de panneaux ostentatoires qui annoncent crémation, crématorium, pompes funèbres, funérarium et autres cheminées hautement explicites. Un peu d'humanité s'il vous plait dans ce monde cash et fonctionnaliste !

    Sur ce, je cours vers la chambre stérile. Gilbert a des résultats positifs. Je trépigne, je ris. Il me lit un article désopilant sur la classe politique et me conte la dernière délicatesse de l'une de ses infirmières bien aimées. Il m'invite à apporter la radio dès demain, il la réparera. Ses yeux brillent. Je repars exaltée, les joues empourprées

    Le moteur du bus est arrêté. Nous devrions démarrer, c'est l'heure. Je saisis aussitôt la situation. Une femme d'une cinquantaine d'années, dépenaillée dans une tenue criarde, insiste auprès du conducteur pour voyager sans payer. Elle et son acolyte doivent aller en centre ville, c'est urgent, ils n'ont pas d'argent. « Point barre ! » L'homme fouille ses poches d'un air concentré, le cheveu sale et le froc en misère. Le ton monte, le chauffeur reste ferme et leur ordonne de descendre. Le couple s'incruste, c'est l'embouteillage. La grogne *monte. La femme se met à rire longuement. Nous sommes dans un film de Fellini, quand, du fond du car, un jeune ouvrier au regard clair et les cheveux en brosse remonte la travée en criant :* « J'offre les tickets à ces m'sieur-dame ! On va pas rester là, on va pas s'fâcher pour si peu ! Aujourd'hui j'ai touché ma première paye. Ça s'fête ! » *Stupéfaction générale. Le couple s'asseoit calmement* « Merci p'ti gars ! On t'le rendra. » *Le jeune homme les rejoint et le trio de se mettre à bavarder comme des vieux potes. Oui, la solidarité c'est pour les pauvres, comme le pensait ma* « bourgeoise » *du distributeur de boissons.*

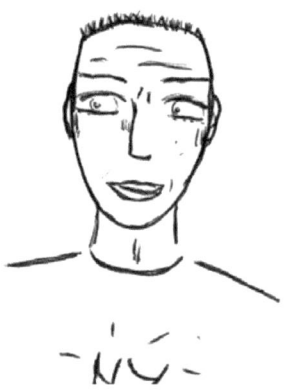

A chacune de mes visites, la mine réjouie de mon malade m'épate. En secteur protégé, il est confiant et s'émerveille des attentions prodiguées par le personnel. Après le traumatisme des derniers jours, je devrais m'apaiser. En réalité le protocole et le traitement me terrifient. La tuyauterie

des perfusions, la caméra, les moniteurs qui clignotent et sonnent, l'air pulsé, la valse hésitation des globules blancs affûtent mon effroi. Le mental fige mon intuition ; je vis avec un cauchemar par nuit et un scénario du pire le jour. Conséquences : vertiges, nausée, boulimie, essoufflement, autant de symptômes qui me fragilisent et sont difficiles à dissimuler. Or je suis décidée à voir Gilbert tous les jours ; je veux l'aider à combattre la blaste, lui infuser tonus et joie et non égrener la liste de mes bobos au regard de sa leucémie lymphoblastique !

Quatre heures de trajet et deux heures de présence, je lui dois bien ça.

Le train, le bus, agrémentés des correspondances, venaient à bout de mes résistances. Parvenue dans le hall de l'hôpital, mes synapses n'exerçaient plus leurs fonctions. Je courais vers le distributeur de boissons. Avec la caféine j'achevais d'acidifier mon foie et admirais le ciel. Le rituel du sas m'attendait et je songeais que j'allais m'énerver une fois encore en enfilant les surchaussures. Les palpitations de mon cœur me prévenaient : il faut y aller. J'y allais ! Et la visite se déroulait toujours sur le même registre, un bain de jouvence ! Une communion. Lui parle, je souris béatement. Lui rassure, et me donne à contempler la vie, notre vie, celle qui nous attend après « la parenthèse ». Oui, Gilbert me donne une leçon de vie. Il faut distinguer le superflu de l'essentiel.

Je repars transfusée d'amour et d'espoir. Le bus attend. A nouveau me heurte l'agression visuelle de son décor. Oui le superflu de l'essentiel, mais ce faux Paul Klee sur les sièges, tout de même ! Puis c'est le défilé des mal-aimés, des mal dans leur peau, des mal-logés, qui habitent ces cubes, ces blocs, ces barres de la banlieue que nous traversons.

Le bus roule vite, les virages sont « négociés » brutalement. Pourtant, je m'étonne. Chaque usager en descendant salue à la cantonade et remercie le chauffeur. Cette maman voilée s'excuse gentiment de m'avoir à peine effleurée.

Tous ces Français d'origine étrangère sont tristes mais dignes et courtois. Ce civisme m'interpelle. Je délaisse la mosaïque de mes cogitations et observe les visages qui m'entourent. Leurs regards se refusent au mien, préférant des lointains qui les inspirent davantage que ma modeste présence. A la dérobée je les imprime car j'aimerais fixer leur expression pour les dessiner plus tard. Ici cette Africaine éclatante de fraicheur et sa chevelure en feu d'artifice ; là cette jeune fille au foulard bayadère ; ici encore cet hindou à la coiffe informe, ses yeux nous disent qu'il est revenu de tout.

A la gare je prends ma correspondance en conjuguant le verbe attendre à tous les temps et par tous les temps. Je le fais en lisant la une des journaux au kiosque et en évitant les ombres. Enfin je me blottis sur un siège. S'y 'engouffrent des lycéens blagueurs, des vies minuscules ou se croyant telles, des bourgeois distants, pressés de rejoindre les résidences égayées sur le parcours.

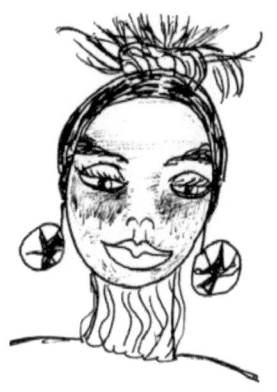

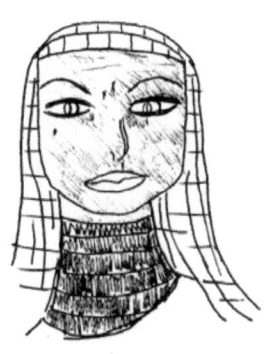

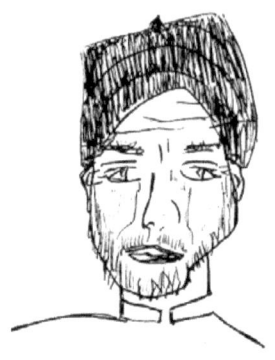

Je ferme les yeux et me connecte à Gilbert. Une demi heure plus tard, je nourris mes chattes et décroche le combiné. « Allo, Gilbert ! Bien arrivée ! Vite dis-moi, comment es-tu ! ?

CORPS ET AME

Je retrouve avec bonheur le livre de Christophe André, mon vade-mecum. Pour avoir mis en œuvre sa première leçon avec application, « *habiter l'instant présent* », j'en mesure le bénéfice. J'ai appris à ressentir sensuellement l'eau tiède qui s'écoule sur la main ; j'ai pris plaisir à faire glisser la potence jusqu'au lavabo et à négocier les quatre virages à angle droit (les enfants me comprendront) ; je ressens la douceur du sol sur lequel les pieds nus prennent appui… Etrangement, le corps tout entier accueille la détente que je ressens mentalement. Saisi à la volée, l'instant bascule dans une forme d'intemporalité apaisée. Quel encouragement à persévérer alors que, sans répit, désinvolte, la pensée saute de branche en branche, s'interdisant de se poser et d'apprécier ce qu'elle effleure.

Chaque leçon de *Méditer Jour après Jour* s'ouvre sur la présentation d'une toile. Leur sélection et leur description sont irrésistibles. Au cœur de l'ouvrage, ce Georges de La Tour (« Madeleine pénitente ») et les zooms qui la déploient en majesté. « *Un seul dialogue, celui de l'ombre et de la lumière, de la flamme et de son reflet. La chandelle comme métaphore de la fragilité de toute vie humaine. Le reflet comme conscience de cette fragilité. Tous deux, chandelle et reflet, entourés de té-*

nèbres. » Je crois voir la transcription poignante de ce que vit le patient cerné par le cancer et la perspective de la mort : son reflet dans le miroir est si présent, la chandelle si frêle, les ténèbres si enveloppantes !

Nous sommes précisément à la leçon 8, « *N'être que présence* ». Déjà j'apprends à m'inscrire dans l'instant. Suis-je présent à moi-même ? Mais comment l'être ? En se recueillant, m'explique Christophe André. Renoncer à attendre un je-ne-sais-quoi, se dépouiller des automatismes et des a priori. Autant dire en faisant le ménage de mes pensées. Ce travail herculéen, nous l'avons entamé avec Madeleine il y a deux décennies, le chantier d'une vie. Je retiens ces mots qui me parlent : *« l'acceptation bienveillante de ce qui est là. »* Autrement dit, l'enfermement dans une cellule de 12 m² qui a recueilli un corps, alors condamné à brève échéance. Je me dis que, oui, j'ai accepté cela. J'ai établi une relation confiante avec les soignants comme avec ma vie quotidienne, faisant en sorte qu'elle échappe à l'angoisse.

Subrepticement, le livre d'heures me conduit à la leçon suivante. Le titre en est presque choquant : « *Voir l'ordinaire* ». Cet ordinaire qui, par nature, n'a rien à nous apprendre. Il n'est porteur ni de beauté ni de nouveauté. S'y arrêter, n'est-ce pas prendre le risque de s'y engluer et manquer l'extraordinaire dont nous avons tant besoin pour enrichir expériences, références, réflexion ? Significativement, le livre est passé de Georges de La Tour à Edward Hopper - le tableau hyperréaliste… d'une station-service, il est vrai, saisissante. L'auteur enfonce le clou :

« *Aimer le normal, le banal. Les regarder, les respecter* » ; « *s'ouvrir à la densité de la banalité* » ; « *intensifier sa présence à ces instants bénins. Les habiter par la conscience* » Et de conclure avec panache : « *Juste être là, conscients. Prendre conscience que l'on est vivant. Ne rien faire ? Si, vivre. Touchés par le banal, bousculés par le normal. Eclairés par le bénin et l'ordinaire. Eblouis et ravis par la vie.* »

Il est vrai, je suis ébloui par notre couple fusionnel, et souris à la vie que j'ai recouvrée. Je suis admiratif des soignants ; et reconnaissant à mon pays du service public hospitalier qui m'a totalement pris en charge. Le temps m'est offert à profusion. L'investir, c'est d'abord en soustraire une part pour l'intériorisation, quel que soit le terme pour la désigner, recueillement, méditation, pleine conscience. A l'évidence, la banalité de ma cellule et de ma vie contrainte, devenues l'ordinaire des jours, ont déjà conduit à un élargissement de mon champ de conscience : j'ai échappé à la révolte et à la résignation passive. Je suis prêt à franchir un pas de plus, à la découverte de moi-même, dans une relation au monde plus dense.

J'ai pris conscience de mon acquis intérieur lors de la deuxième « perm ». Au sortir de l'hôpital, je suis saisi par l'éclat du parvis. La lumière d'automne le rend étincelant ; il est comme animé d'une vibration subtile qui donne une sorte de démesure à l'espace démultiplié. Je lui ouvre mes bras en pensée pour l'accueillir et le serrer contre moi ; ou plutôt m'absorber dans sa douceur et sa bienveillance, comme s'il était vivant. L'instant d'après, je constate qu'hormis un bosquet d'arbres sur le côté, je n'ai en face à moi que des alignements... de voitures. Retrouvant le réel, je me demande comment j'ai pu vivre des semaines durant, cloitré dans une cellule, sans rugir. Ma conscience s'y est donc moulée et ajustée ; elle a déployé une vie riche et harmonieuse à laquelle j'ai adhéré. Confronté aux deux espace-temps si contrastés, de l'extérieur et de l'isolement, je me suis soumis à l'un et l'autre dans un même mouvement de la conscience.

Mon arrivée à l'Isle-sur-la-Sorgue est une surprise. Je suis comme les Impressionnistes découvrant un champ d'expression et d'expansion jusqu'alors ignoré, alors qu'il s'étalait, fastueux, sous leurs yeux : Paris et son animation désordonnée, les volutes de fumée de la gare St-Lazare, les grands boulevards... Ici même, tout me parle, les voitures s'entrecroisant calmement, les couples qui flânent, les canards virevoltant sur la Sorgue, les magasins parés pour Noël, les cafés et leurs habitués qui portent casquette. Je me fonds dans ce désordre mouvant pour devenir mouvement moi-même et m'ébrouer dans le statut privilégié du piéton flâneur, sollicité par les milles insignifiances d'une ville, d'un village.

Je dispose de quinze jours et suis en pleine forme, décidé à rattraper la relative inertie de ma précédente « perm ». Notre semaine est si remplie ! Mais les allées et venues sont telles qu'épuisé, je passe mon dimanche au lit. En fin de journée j'ai 38,5 de fièvre. Bon pour les urgences. Dans l'attente de l'ambulance que m'envoie le SAMU, nous préparons le paquetage. Les chattes l'entourent et le veillent comme si elles voulaient en être.

21 heures. Me voici à pied d'œuvre sur place, aux urgences. Peu de monde mais le tohu-bohu habituel. Des personnes, le regard vide, font les cent pas dans les couloirs, attendant le verdict pour un proche ; prolixe, une famille entoure un homme allongé sur un brancard dans le passage ; les pompiers déposent un blessé ; des brancardiers emmènent un patient revêtu de l'uniforme-camisole (la blouse de toile se fermant dans le dos). Fiévreux, un homme sort d'une pièce vide et, poche de perfusion à la main, réclame à boire... Les infirmières s'interpellent et interrogent les nouveaux venus :

- *Karine ! Dis, t'as pas vue Karine ?*
- *What is your name ?*
- *Tu pourrais pas accompagner la petite vieille à sa voiture sur le parking ?*
- *Vous fumez ?*
- *Préviens la maman que la petite va accoucher.*
- *Vous êtes accompagné ?*
- *Vous dites que vous avez une leucémie !*

Les infirmières sont détendues ; manifestement la soirée est calme. Souriantes, elles s'affairent. Efficacité du geste et de l'initiative. Comme leurs collègues d'onco-hémato, elles aussi frappent à la porte de la pièce où j'attends. J'ai été pris en charge par une infirmière d'une quarantaine d'années. Interrogatoire de routine. Elle est habituée à trancher dans l'attente d'un médecin, urgence oblige. Aussitôt elle a décidé de me placer en isolement et m'a demandé de porter un masque. Elle me dit redouter une aplasie « sauvage », l'effondrement des globules blancs et rouges. Elle fait un prélèvement de sang. Les résultats en seront connus dans l'heure. Je l'interroge sur son choix, travailler aux urgences. Elle aime l'imprévu et la diversité des cas. Elle semble vivre dans l'attente du moment décisif, lorsqu'une vie est en jeu et que les minutes s'égrènent trop rapides. Alors elle a le sentiment exaltant d'être pleinement dans son rôle, dans sa vocation. Elle ajoute : « *Je ne pourrais pas travailler en onco-hémato, c'est trop dur !* »

Un interne passe. Il confirme la crainte de l'infirmière, m'ausculte et ordonne une radio des poumons. Aussitôt dit, aussitôt fait. Je m'endors dans l'attente des résultats de la prise de sang. Une heure plus tard on me rassure : juste une défaillance des globules rouges. L'infirmière qui m'avait pris en charge passe me dire au revoir. Une chambre m'attend en onco-hématologie où l'on me sert un repas. Moins de deux heures se sont écoulées depuis mon arrivée à l'hôpital. Une fois encore, le service public hospitalier aura été exceptionnel.

J'y passerai deux nuits. Mardi matin, Madeleine m'appelle à son réveil, comme à l'habitude. Je dors si profondément que je n'entends pas la sonnerie du téléphone portable. Nouvel appel, nouveau silence. Quelques minutes plus tard, enfin réveillé, je réponds à la troisième interpellation. Madeleine est en sanglots. Elle a imaginé le pire. Je lui annonce mon retour dans l'après-midi. Rien n'y fait : la merveilleuse amante est trop secouée pour s'en réjouir dans l'instant.

Heureusement les quelques jours restants vont effacer mauvais souvenirs et appréhensions. Nous fêterons mon anniversaire par anticipation avec ma jumelle, puis avec ma belle-fille et ses enfants. Déjeuner sous les chênes protecteurs d'une bastide campagnarde ; pique-nique sur l'herbe au long de la Sorgue et de ses canards avides de mie de pain. Quelle présence, quel élan à la vie !

*

Lundi matin. Déjà ! Je vais attaquer la troisième cure. Au lever, Madeleine et moi sommes comme hébétés. Combien de semaines serons-nous séparés, deux, trois, quatre ? Elle me propose d'aller prendre un café sur les bords de la Sorgue en attendant l'arrivée du taxi sanitaire. Les magasins sont fermés, la ville s'éveille, ou plutôt s'étire. Le ciel est paré de nuages soyeux, les premiers rayons de soleil nous réchauffent. Silencieux, nous nous laissons absorber dans cette plénitude fugace, tellement fusionnelle !

Je réintègre mes « pénates », accueilli dans le sas et le couloir par les infirmières. Point de charlotte ni de masque. Je découvre leur sourire, enfin ! C'est la stupéfaction au point que je dis « Madame » à l'une d'entre elles, comme je suis tenté de le dire à chacune. *« Voyons, M. Caty ! Je suis Julie !* » Je n'ose pas lui répondre que, dans mon prochain livre, je parlerai d'elle et de ses collègues.

C'est que mon hospitalisation en observation s'est accompagnée d'un évènement fortuit. Se trouvant dans le couloir, une psychologue du service passe me dire bonjour. Elle sait que je ne ferai pas appel à ses services : je lui avais expliqué avoir la chance de m'appuyer sur mon épouse pour affronter l'épreuve que je surmontais psychiquement. Nous bavardons. Alors que j'ai entre les mains *Les Souvenirs* de David Foenkinos, elle s'exclame : « *C'est amusant, je l'ai lu cet été !* » Je commente le livre comme je l'aurais fait avec Madeleine au Café de la Sorgue. Elle enchaîne : « *Mais pourquoi est-ce que vous n'écririez pas vos souvenirs d'hospitalisation ? !* » Sachant que j'écris, elle m'explique combien une réflexion sur un vécu exceptionnel - l'isolement en secteur protégé - pourrait être utile au regard de ce que vivent les patients, leur famille, leurs proches. Je ne lui cache pas qu'une amie en avait parlé il y a quelques jours et que j'avais réagi négativement : « *je n'ai pas envie de touiller ce genre de vécu qui met notre couple entre parenthèses pendant près d'une année !* »

Il est vrai mon nouveau passage aux urgences m'a frappé et m'a rappelé la salle de réveil lors de la pose de l'implant. Un monde parallèle, où s'affrontent, se mêlent, s'entremêlent angoisse et sourire, attente fébrile et dévouement, souffrance - physique, morale - et abnégation.

Il me faudrait pour cela relever un défi littéraire. Conter un quotidien répété à l'identique, jour après jour, dans sa pauvreté matérielle. Mais aussi en révéler la richesse humaine et psychique masquées, tant le défi à relever dépasse nos capacités cognitives. C'est que le raisonnement, la pensée discursive n'ont plus cours dans cette épreuve. Les ressorts du sursaut doivent être trouvés au plus profond de soi, enfouis dans l'inconscient. Aurai-je la capacité mais aussi la franchise de me dévoiler, de rendre compte de mes interrogations et de mes incertitudes sans afficher un ego, souverain en sa solitude ?

Je réserve ma décision tant il est évident que Madeleine a son mot à dire. Elle est ma lectrice et ma correctrice. Je veux l'associer au livre : son vécu n'est pas le mien. Elle accepte, nous écrirons à deux voix. Je perçois le livre comme un cadeau du ciel. Il donnera sens à des mois d'épreuve, devenus l'expérience d'un couple s'efforçant de relever un défi humain et… d'écriture.

*

C'est au cours de ma troisième « chimio » que j'ai commencé l'écriture de ce récit. De nouveau mon corps sera le maître du protocole. Ce matin je le conscientise en totalité et m'interroge : baissera-t-il la garde ? Mobilisera-t-il à nouveau toutes ses ressources pour reconstituer les milliers de globules détruits au bazooka ? Saura-t-il m'épargner ou atténuer les effets secondaires, nausées, fièvre, hématomes ? Bien vite, une perception immatérielle se surajoute. Etrange alchimie : je « vois » une constellation de cellules qui, des pieds à la tête s'exprime en harmonie dans une lumière vive. Quel éclat !

Comme devenu mon coach, ce corps en vient à nourrir l'âme. Une perception intérieure s'impose qui me fait accéder à un champ vibratoire tout en douceur et légèreté. Aurais-je perdu la tête ? Un matérialiste le pensera. Les hallucinations font-elles partie des effets secondaires répertoriés ? Je voudrais le rassurer : dans le même temps je ressens la douleur si vive du pied qui a heurté le lit…

En arrière-plan et en appui, une imprégnation azuréenne, fluide, vide d'objets ou de représentations matérielles (comme le seraient par exemple les cocotiers d'une plage exotique). Un espace-temps unifié. Point de limites, ni dans l'espace - il n'y a pas de cadre pour le vide - ni dans la durée faite d'un instant indéfiniment prolongé. *Plénitude du vide* disent les moines zen, habitués à jouer du paradoxe et de l'insolite.

Les jours passent. Je continue de bavarder avec les infirmières, à lire passionnément, à réagir à l'actualité et à écrire les premières pages du livre, assis sur le lit. A ma surprise, je constate que je peux à tout moment provoquer par la pensée une irisation lumineuse du corps. J'en retire une sérénité mêlée de joie.

Il y a bien plus. Je perçois Madeleine et me nourris de la perception dématérialisée que j'en ai. Je n'ai pas besoin de me représenter son visage, d'entendre sa voix, de sentir le mouvement de sa main sur la mienne. Je la ressens en moi dans un champ vibratoire complexe : sa douceur intérieure, son courage, la force d'une personnalité façonnée par la vie… Quelle palette ! Seul Oscar Wilde trouva les mots qui expriment son amour, m'a-t-elle dit :

« Si tu n'existais pas, tu me manquerais. »

Le regard de Madeleine

Patchwork

Au début, c'est dans une bulle que je rejoignais le centre hospitalier. Au fil des progrès de Gilbert, je recouvrais la forme et le sens de l'observation. Le train m'imposait soit le joyeux chahut des jeunes, soit la calme indifférence de voyageurs pourvus d'un appendice technologique. Quelques dinosaures lisaient encore. En bus, je l'ai déjà évoqué, les usagers exprimaient une humanité plus solidaire, plus clémente ; leur politesse et leur modestie me touchaient. Souvent, des scènes cocasses me dispensaient de ruminer l'anxiété.

J'ai un bel exemple à l'esprit. Un vieil homme et sa petite fille revenaient du marché sans filet à provisions ; des sacs de papier étaient serrés contre leur poitrine. Ils tentaient de tenir l'équilibre. A un giratoire contourné sans ménagement, la blondinette est projetée au sol. Poivrons, pèches, bananes s'étalent. Sans un mot, aidée de son aïeul, elle les ramasse avec précaution. Ils descendent au prochain arrêt et, côte à côte, s'éloignent lentement.

Cette scène ne me parut pas anodine. Une tendre complicité, une résignation, une sagesse émanaient de ce couple. La maturité de l'enfant, la bonté du papy émurent plusieurs usagers.

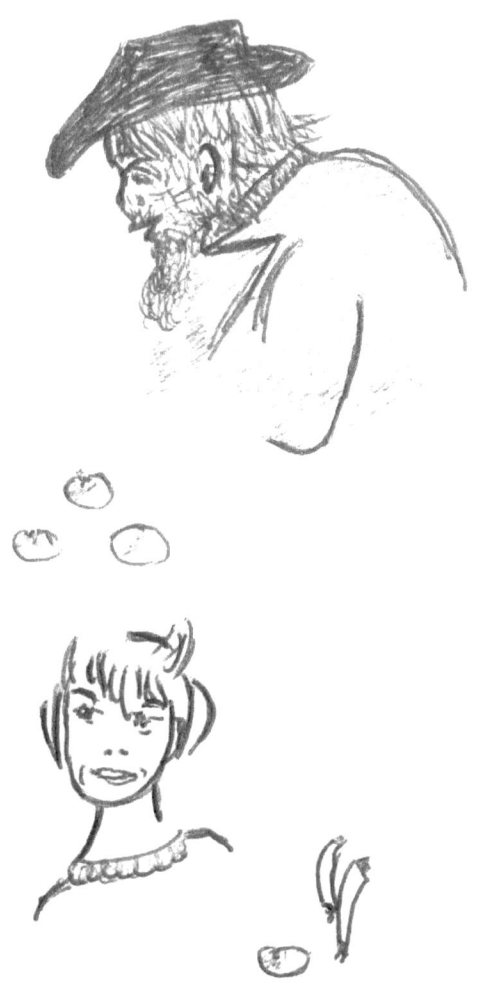

Sauf la passagère assise en face de moi dont j'avais admiré l'élégance d'un autre âge, juste avant l'incident de l'enfant aux fruits.

Très jeune et aux antipodes de sa génération, elle se tenait droite, très droite, dans un manteau des années 50 en drap de laine pied-de-poule, noir et blanc, boutonné haut. Ses mains gantées de noir reposaient sur un porte-document vieillot, en cuir brossé. Un béret noir en mailles fines enserrait la tête. Quelques mèches s'échappaient au côté de l'oreille parée d'une perle nacrée. Son visage, un ovale parfait. La peau blanche et satinée offrait un contraste avec l'arcade sourcilière. Charbonnée, elle soulignait l'iris sombre de ses yeux. Le rouge carmin de la bouche bien ourlée parachevait le tableau de ce visage dénué de toute expression.

Rien ne semblait exister, rien ne paraissait digne de son regard offert au néant. Sauf à l'instant de la chute de la petite fille. Un dédain filtra, la pulpe des lèvres se rétracta. Quand, à son tour elle descendit du bus, à travers la vitre maculée je suivis son pas lent : elle m'apparut perdue dans un monde trop vulgaire pour elle. Désincarnée, à distance de toute forme de vie, que pouvait-elle attendre de l'existence ?

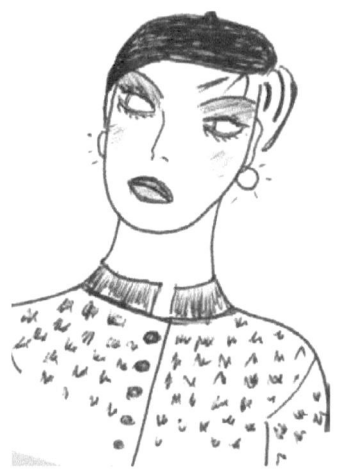

A l'opposé, durant le voyage de retour, je réprimai un éclat de rire. J'étais témoin d'une scène burlesque, digne d'un Klapisch. Un bonhomme, la cinquantaine déglinguée, ficelé dans un manteau trop long, monte, flanqué d'une poussette d'enfant. Au beau milieu du passage, il entrave la circulation des voyageurs et vitupère contre ceux qui lui en font poliment la remarque. Le chauffeur intervient pour calmer la grogne qui monte.

De ma place je ne vois que l'arrière du landau vers lequel se penche l'homme. Il entreprend alors un monologue surréaliste, aux mots inappropriés, prenant à témoin l'enfant sur ses ennuis avec le banquier et la démission, qu'il va jeter à la face du boss. Une escouade de lycéens fait irruption et bouscule la poussette qui pivote. Nous découvrons son occupant : un immense corniaud couleur chocolat, affalé, les pattes en éventail sur un ventre rebondi. *Il sommeille et, par à-coups, lève un œil torve sur le maître.*

L'absence de réaction de mes voisins m'étonna. Je ris intérieurement tout en m'interrogeant sur l'indifférence d'un monde que, décidément, je ne connais pas.

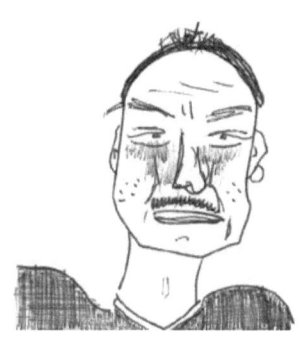

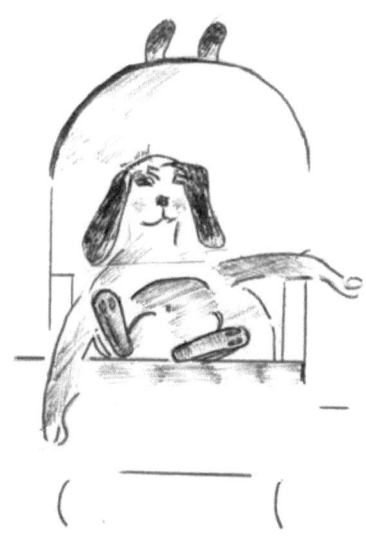

CURE AND CARE

Je vais entamer la quatrième cure. Madeleine et moi sommes optimistes. Moins puissante que la précédente, elle ne se passera pas en secteur protégé. Au regard de mes précédents séjours, je devrais être de retour dans deux semaines, peut-être même à la fin de la semaine prochaine, et serai en vacances jusqu'au lendemain de Noël. Déjà nous avons des projets : retrouver famille et amis ; faire un saut dans le Gard et, à cette occasion, s'attarder à Uzès….

Mon sac de voyage est prêt depuis hier soir. Aussitôt Camille, notre chatte, s'est lovée dans ses replis. Ce matin, ni elle ni Sidonie n'ont touché à leurs croquettes. Elles m'ont regardé partir, le regard éteint.

A peine arrivé en onco-hémato l'on me conduit à ma chambre. J'ai un choc : je la partagerai avec un autre patient.

Je comprendrais si, comme mon voisin de chambre, je devais n'y passer qu'un ou deux jours. Je subis le partage comme une agression, une atteinte à mon intimité, au point de regretter l'isolement du secteur protégé. C'est qu'il faudra me faire aux interventions incessantes des infirmières et aides-soignantes en charge de deux protocoles, de nuit comme de jour ; m'habituer à une porte de chambre ouverte sur des allées et venues bruyantes. Avec Madeleine il nous faudra ajuster nos conversations quotidiennes, si précieuses pour tenir, sachant que son moral s'en nourrit. J'ai perdu de vue le ciel et l'horizon des collines. Comment tourner le regard vers une fenêtre qui donne sur une haute façade ?

Pour la première fois depuis près de quatre mois, je me sens déprimé. Saurai-je méditer ou du moins accéder à une intériorité enveloppante ? J'en doute. Je perçois les jours, les semaines à venir comme une parenthèse vide. Je m'appliquerai à tuer les jours pour n'être plus le maître d'un espace-temps que je composais à la mesure de mes états d'âme.

Accepter cette intrusion est une épreuve. Et un défi : je ne veux pas me rétracter et faire grise mine pendant la durée de la chimio. Heureusement, j'apprends que l'aplasie se passera en chambre individuelle. Autant de gagné. Pour le restant, il me faut vivre ma vie - occupationnelle, intérieure - en faisant abstraction de cette perturbation.

Le plus dur aura été de m'y décider. La mise en œuvre est un effort de concentration sur l'activité intellectuelle et intérieure. J'y suis préparé. J'y parviens. Etrangement, mon corps devient l'appui, l'assise d'une forme de sérénité. J'en suis rassuré : comme si j'avais besoin d'assoir matériellement ce sentiment étrange de plénitude… souriante allais-je écrire. Sinon je penserais à une démarche factice, dans une illusion à moi-même.

Les « hôtes » de la chambre, quels sont-ils ? Je ne peux rien en dire tant ils sont mutiques, l'œil rivé sur la télé, la tête dans les écouteurs ; et parce que, accompagnés de leur femme la plupart, ils n'y passent qu'une journée et donc une nuit. Une anecdote : je vois arriver l'un d'entre eux devant la porte ouverte et déclarer avec emphase à sa femme : « *je ne veux pas d'une chambre à deux !* » Il file au secrétariat réclamer son dû, une chambre individuelle. Un quart d'heure plus tard, il s'installe en maugréant. Le comble : il ne devait passer qu'une nuit dans la promiscuité hospitalière.

Qu'ils affichent un statut social ou soient modestes, ces hommes partagent une même caractéristique : ils ne sourient jamais, pas même aux infirmières et aides-soignantes. Ces mutilés de l'âme auraient-ils perdu le sourire à jamais ? Je suis prêt à le croire. Car enfin, comment ne pas répondre au sourire si spontané du personnel soignant ? Gratuité et élégance du geste ; marque silencieuse de l'empathie et de la proximité humaine. Comme tout le monde, ce personnel vit des drames et connait la souffrance. Il les transcende dans la présence à la douleur d'inconnus.

Mon jugement est sévère. Est-ce parce que je suis si admiratif du personnel soignant, de la femme de service au responsable du pôle ? Je confie mon observation à F., une aide-soignante. Son propos rend compte de l'état d'esprit de l'ensemble de ses collègues. « *On ne voit pas qu'ils ne nous répondent pas. Je me dis seulement qu'ils sont dans le malheur, qu'ils sont à plaindre.* »

Je m'interroge : qui suis-je pour juger ainsi des patients à peine croisés ? Quand bien même le traitement serait allégé - une nuit à l'hôpital et l'aplasie chez soi - eux aussi ont été confrontés au choc du cancer, première cause de mortalité en France avant 65 ans. Ils en portent les stigmates psychiques, encore incapables de s'ouvrir à nouveau au monde, à autrui, à partager les traces fugitives de la beauté, un sourire et sa douceur.

J'en ai eu la confirmation les jours suivants lors d'examens en deux lieux différents. Des femmes âgées attendent ; point d'homme. Je les salue. Aucune ne répond. Oui, il faut les plaindre et surtout, ne pas leur tenir rigueur. Dans sa bonté, sans le savoir F. m'a donné une leçon d'amour oblatif.

J'en viens à regretter de n'avoir pas approché davantage les patients et d'être ignorant de leurs états d'âme. Il est vrai, les soignants sont muets à cet égard, déontologie oblige. Heureusement, il y a... Internet. Une psychologue de l'hôpital Tenon de Paris a dressé la liste des réponses que les patients apportent à leur cancer et projettent sur les soignants.[1] Ce sont autant de mécanismes de défense contre l'angoisse.

Il y a, bien sûr, le déni auquel, avec Madeleine, nous avons eu recours : « *Le patient annule la représentation insupportable de la maladie qui se trouve niée ou démentie. Il n'entend pas l'annonce du cancer.* » Mais, dans bien des cas, le cancéreux projette son sentiment d'impuissance et son anxiété sur le soignant en devenant agressif : « *le sentiment*

---

[1] Colette Montet-Aubrée, « La relation soignants-soignés » (http://mapage.noos.fr/mariage_orianne_ludovic/relation_soignant-soigne.pdf).

de révolte et d'injustice lié à la maladie a dévié au point d'être parfois violent (« *vous, vous n'allez pas crever !* ») Le malade peut aussi intégrer mentalement cette perspective en mettant l'affect à distance. Il parlera de sa mort de manière froide, comme s'il s'agissait du corps, de la vie d'un autre. A l'inverse, il peut être conduit à une autre forme de régression : fataliste, il se laissera entièrement porter par le soignant, abandonnant tout sursaut, toute volonté de s'en sortir. « *Lorsque tout a cédé alentour, la dernière bataille a lieu en nous : il nous faut faire face au doute, au nihilisme, à la résignation, à la tentation de l'abandon. (...) Où trouver la force de se battre seul dans la nuit, sans connaître ni le sens ni l'issue de l'affrontement ?* »[1]

Reste pourtant un dernier cas de figure : le sursaut, la combativité, la sublimation de la maladie en lui donnant sens. « *C'est la patiente qui dit :* « *si j'avais pas eu mon cancer, j'aurais jamais pu reconstruire ma vie !* » La maladie s'intègre alors dans l'histoire de la personne qui en tire des points positifs. Cette attitude est un aboutissement : la plupart du temps, le patient est passé par les mécanismes de défense habituels. « *Le cancer est une guerre (d'où l'idée de bombe, de combat, l'emploi des mots agressifs). Les patientes qui participent aux discussions sur les forums sont dans une attitude d'ouverture sur la vie, de revendication de la vie, et donc de combat pour la survie (le forum est peut-être déjà le signe d'une volonté de lutte contre*

---

[1] Christophe André, *De l'art du bonheur*, pp.169-170.

le mal).» [1] Voici deux exemples admirables tirés du site Doctissimo :

- Bellelurette (25-02-2011) : *« Le sort m'a désignée à mon tour et j'entre dans le groupe des combattantes, la peur au ventre mais décidée à faire front. »*
- Petite chose (19-02-2011) : *« Et si tu récidives, eh bien tu vas faire comme les autres, tu vas t'éclater d'anéantissement, puis tu vas te relever et tu vas repartir au combat. »*

Tous les jours le personnel soignant doit affronter la maladie à travers des comportements parfois rugueux et brutaux qu'il faut dépasser. *« La disponibilité relationnelle n'est pas naturelle : c'est une compétence qui s'apprend par le décentrage de soi, de ses conceptions, de ses représentations du patient, du soin pour le patient, par la connaissance de soi. »* Sachant que *« le plus difficile est de trouver des réponses singulières. »* [2]

Est-ce possible dans le monde hospitalier ? Les chercheurs notent qu'y parler de ses souffrances physiques et morales ne va pas de soi a priori, tout comme, d'ailleurs, dans les milieux familial et professionnel. Deux mondes, contradictoires il est

---

[1] Anne-Marie Begué-Simon, Caroline Haby, Ghislaine Lozachmeur, « Communication et soins ; l'évolution de la relation soignant-soigné » 2e partie « l'approche linguistique » *Médecine* 2012, 1, ,31-35.

[2] Anne-Marie Begué-Simon et alia, art . cit.

vrai, vivraient juxtaposés, un vide séparant les soignants-sachants des patients-souffrants.

Pourtant, s'il est un « lieu » où la parole est libératrice, c'est bien celui du *crabe*. Parler, se confier peut être une question de survie (comme est déchirant le *« Je n'ai que 27 ans ! »* lu sur un forum). Si bien qu'internet s'est imposé au point que l'on parle désormais des « *e-patients* ». Une étude vient de révéler que les patients connectés sont plus de 70 % à déclarer surfer sur les médias sociaux pour échanger avec leurs pairs et près de 60 % à chercher du soutien auprès d'eux.[1] Les forums apportent gentillesse, patience, dialogue. La chaleur, la solidarité humaine que l'on y trouve dans l'anonymat ont conduit à la création de communautés de soutien, les « anciennes » s'occupant des « jeunes » :

« Point de contrôle sans commentaire de soutien, point d'annonce de rechute sans petit cœur et gros câlin virtuel, point de rémission sans ola générale... « Je suis dans ta poche », « on attend de tes nouvelles, petite fée », peut-on lire dans certains groupes privés sur Facebook, petits boudoirs dans lesquels les femmes échangent tous les jours. (...) Si les internautes qui, à l'instar d'un journal intime, se lancent dans l'écriture sur les blogs y trouvent sans conteste un intérêt thérapeutique, leurs lecteurs y trouvent aussi leur compte. « Tu

---

[1] C. Chayenko Cerisey « Qu'attendent les patients des acteurs du soin psychique en oncologie ? » *Psycho-Oncol.* (2014) 8:4-7

exprimes dans tes mots toute ma fragilité et mon impuissance ! »[1]

Dès 2003, le plan cancer avait inscrit dans ses priorités d'humaniser l'accompagnement thérapeutique, en rééquilibrant la relation médecin-malade. Affirmer l'autonomie du patient devenu sujet de la démarche thérapeutique, c'est partager un pouvoir dont le corps médical avait le monopole naturel. Il faut d'abord transmettre l'information et la rendre accessible, un « levier essentiel de la démocratie sanitaire »[2] ; impliquer le patient dans le choix du traitement et sa conduite. Enfin, ne pas craindre d'évoquer l'incertitude du résultat.

Que de progrès ! Rappelons-nous qu'il y a quelques décennies encore, un diagnostic de cancer était perçu comme une sentence de mort. C'est pourquoi le patient n'en était pas informé ; seule la famille savait. Le cancer était à ce point tabou qu'elle se taisait : les amis, les proches étaient tenus dans l'ignorance. D'ailleurs, pour n'avoir pas à mentionner le terme « cancer », les notices nécrologiques utilisaient une périphrase dont chacun comprenait le sens : *« décédé à la suite d'une longue maladie.* » Aujourd'hui encore, la relation soignant-soigné reste difficile. Elle tient d'un processus réciproque, les soignants étant en permanence soumis au comportement des patients et à

---

[1] C. Chayenko Cerisey, art.cit.
[2] Plan cancer 2009-2013. Une loi de 2002 avait pris soin de préciser que tout soigné prend avec le soignant « les décisions concernant sa santé. »

leurs interrogations, tout en devant tenir la « juste distance » entre empathie et retrait.

*

J'écrivais tout à l'heure que parler peut être une question de survie. A l'inverse, « *les mots sont aussi des déclencheurs de souffrance quand ils sont mal maîtrisés. Nous savons tous qu'ils tuent, brisent, broient les êtres humains.* »[1] S'il est un mot couperet, c'est celui de cancer ; s'il est un moment traumatique, c'est son énoncé. Alors qu'il est difficile pour les médecins de donner une information en termes simples, ils doivent de surcroit circonscrire les réactions émotionnelles de l'interlocuteur et trouver les mots justes. « *L'annonce* » *du cancer est décisive. Aujourd'hui les médecins hospitaliers y sont formés ; de même que toutes les infirmières et aides-soignantes pour la* « *reprise de l'annonce.* »

Les Britanniques eurent l'idée de créer des jeux de rôle avec des comédiens jouant au patient. Le CHU d'Angers est allé plus loin : les acteurs sont des patients qui participent à la troupe théâtrale de l'hôpital, les « Tréteau- scopes ». Parti du pôle cancérologie, l'expérience a touché d'autres unités de l'hôpital. On ne se contente pas de « jouer » à partir de scénarios inspirés de faits réels

---

[1] Anne-Marie Begué-Simon, Caroline Haby, Ghislaine Lozachmeur, « Communication et soins ; l'évolution de la relation soignant-soigné » 2ᵉ partie « l'approche linguistique » *Médecine* 2012, 1, ,31-35.

: l'équipe de formation suit sur écran le débat de la chambre fictive ; après coup, le soignant et les acteurs livrent leur ressenti sur la simulation ; les formateurs passent en revue le comportement de la patiente supposée et donnent des conseils. Le service d'onco-hémato d'Avignon organise également des jeux de rôle pour les soignants.

Mais, me direz-vous, les hôpitaux d'Avignon et d'Angers sont des modèles. Je le crois. Reste que les efforts sont portés par l'ensemble des unités de cancérologie. La preuve, cette enquête menée en 2011 sur l'annonce du diagnostic de cancer et le ressenti des malades.[1] A la question : « le médecin a-t-il trouvé les mots justes » lors de l'annonce de la maladie ? » près des 2/3 des malades répondent oui.[2] Le résultat est encore plus marqué pour l'écoute des malades lors du temps d'accompagnement des soignants : 92 % en sont satisfaits dont les trois-quarts « tout à fait ».

Reste l'hospitalisation. Il est acquis que la qualité de vie des patients passe par la qualité de vie des soignants. Des travaux menés depuis des années ont révélé une spécificité de l'onco-hématologie hospitalière : le *burn out* dont on a pu dire qu'il est une « brûlure interne ». L'effondrement professionnel prend diverses formes : épuisement émotionnel,

---

[1] Institut national du cancer ; « Etude sur l'annonce du diagnostic de cancer et le ressenti des malades en 2011 » Collection enquêtes et sondages, 2012. L'enquête a concerné 900 malades et 53 établissements - publics, privés - parmi une centaine tirés au sort.

[2] Dont 62 % « oui, tout à fait » ; seuls 7 % n'étaient pas du tout satisfaits.

désinvestissement dans la relation à autrui, sentiment d'inaccomplissement de soi.

Dès 2008, une enquête statistique menée dans les services d'onco-hématologie de la région Centre auprès de 230 soignants avait jeté l'alarme[1]. Près de 40% d'entre eux étaient touchés par un niveau élevé de *burn out*. Les aides-soignantes étaient d'abord marquées par la déshumanisation de l'aide ; les infirmières soulignaient un inaccomplissement personnel ; les médecins témoignaient surtout d'un épuisement émotionnel.

Il est acquis que le *burn out* n'est pas dû seulement à des facteurs personnels. Il met en évidence des dysfonctionnements durables dans l'organisation du travail. La réponse est notamment dans une démarche participative impliquant tous les acteurs. Le groupe de parole institutionnel en est une composante :

« *Lieu d'expression libre et des non-dits de la pratique quotidienne, de partage, d'échange, d'écoute réciproque, il permet à chacun de se montrer dans son authenticité, sans peur du jugement. Il constitue une pause dans le tumulte du travail pour mieux comprendre ce qui se passe dans la relation de soin.* » [2]

---

[1] S. Lissandre, H. Abbey-Huguenin, S. Bonnin-Scaon, P. Colombat, « Facteurs associés au *burn out* chez les soignants en oncohématologie, *Oncologie* 2008.10. (116-124).

[2] Ch. Bauchetet et alia, « La démarche participative, une conception dynamique », *Cahier du management, Objectif soins,* n°198, août-septembre 2011.

*

J'ai été « libéré » deux semaines exactement après mon arrivée à l'hôpital pour… quelques heures. Retrouvant l'Isle-sur-la-Sorgue dans l'après-midi, j'avais plus de 39° de fièvre à 19 heures. Retour immédiat en taxi sanitaire via les urgences. Il se révéla que l'implant par lequel passent transfusions et prises de sang avait un début d'infection. Cela me coûtera une nouvelle semaine d'hospitalisation : transfusions répétées d'antibiotiques, retrait de l'implant, scanner, examen cardiaque… Si bien que cette cure dite légère se révèlera la plus longue des quatre restantes et, qui plus est, pénible : j'avais attrapé un rhume en allant faire une radio, ce qui m'a mis « en vrac », comme disent les jeunes, pendant une semaine : un roadster privé de batterie. S'y ajoutèrent des effets secondaires de la chimio.

Quelle leçon là encore ! Un malade n'est vraiment maître de rien. Il doit se soumettre à l'aléa de sa résistance physique, des circonstances, de la thérapie. Alors que je cultive une relation privilégiée avec mon corps, j'ai eu l'impression qu'il m'avait lâché sans crier gare et m'avait comme abandonné. L'infection de l'implant m'aura rassuré : comment quelques centaines de globules blancs pouvaient-ils résister ?

La sérénité est une vertu difficile à cultiver dans le cours ordinaire des jours. Elle paraît inaccessible lorsqu'on est pris dans les turbulences. Elles ont l'avantage de vous indiquer concrètement ce qui est réellement accompli, et donc l'écart avec une sérénité vécue dans des moments fastes…

Mais, cette sérénité ne serait-elle pas égoïste, alors que ma compagne est dans la souffrance de retrouvailles déçues ? Sache Madeleine que la présence à l'autre se fait plus subtile, et plus aimante encore, s'il est possible.

Pour le restant, ne serais-je resté que deux semaines en onco-hémato, cela m'aurait suffi pour emplir ma besace d'apports humains. Il y eut cette rencontre avec d'autres patients dont j'ai tiré une leçon d'humanité grâce à une aide-soignante. Il y eut aussi cette figure magnifique d'une vocation impérieuse.

Une vocation

A. portait la petite veste à rayures bleues des aides-soignantes stagiaires. Elle m'avait frappé : la trentaine affirmée, elle avait donc connu une vie professionnelle auparavant. Elle me confirma que, tout juste diplômée, elle achevait son dernier stage ici, en onco-hémato, secteur où elle désirait travailler en professionnelle, « une vocation ! » A. est une belle femme : prestance, voix posée, vocabulaire choisi, elle ne peut passer inaperçue. Comment en est-elle venue à tout lâcher pour un job dans l'ombre, au service de la souffrance et du malheur ? Je l'interrogeais.

« *Je n'ai pas le bac. Je voulais faire un BEP sanitaire et social, mes parents m'ont envoyée en compta. Un été j'ai fait des petits boulots à Intermarché : caissière, station-service, fromagerie...*

On m'a finalement proposé un CDI. C'est ainsi que je suis restée 17 ans à Intermarché dont les cinq dernières années à la boulangerie. Je menais la vie de tout le monde. Mais au fond de moi, j'étais insatisfaite. Les relations humaines étaient si superficielles ! Mon rêve, l'aide à la personne en milieu hospitalier, était à la fois une nostalgie et une utopie.

Il aura fallu un choc pour que ma vie bascule à ... 37 ans. La fille d'une amie infirmière me prend par surprise : « il y a le concours d'aide-soignante, pas besoin du bac, j'ai pris les papiers, tu t'inscris. » Pour moi qui avais été mauvaise élève à l'école, cela me paraissait impossible ; je n'avais aucune confiance en moi : préparer le concours toute seule, reprendre des études... Cette amie me tarabuste ; mon mari est enthousiaste, persuadé que je peux faire mieux que vendre du pain. On en vient aux aspects concrets : des cours du soir à Avignon trois jours par semaine, de 17 à 20 heures. Pour mettre toutes les chances de mon côté, je me mets au chômage au terme du deuxième congé de maternité, et fais des ménages.

Je réussis au concours du premier coup : nous nous sommes retrouvées 125 à l'école sur 500 candidates. Du stress, oui, mais quelle satisfaction d'être brillamment admise ! 16,7 à l'écrit, 17 à l'oral. Je ne retrouverai que 7 copines de prépa. C'est dire l'effort qu'il fallut accomplir. J'étais de nouveau à l'école, mais pas celle que j'avais connue dans ma jeunesse. Je n'y ai vécu que dans l'émotion : les formateurs, les élèves, les passages en milieu hospitalier ! Une année entière et 8 modules, à raison d'un par mois.

Les stages ont commencé dès le mois de mars. On nous recommandait à l'école de ne pas s'attacher aux patients. Mais il y a le feeling, l'émotion face à la souffrance, comment les escamoter ? On ne doit pas flancher.

Dans les huit modules de formation, l'un s'appelle « relation-communication ». Il aura été essentiel. On en retire un regard si différent que j'ai eu l'impression d'accoucher de moi-même. Par delà la compassion, l'empathie, la relation à l'autre, c'est à la fois ce qu'on est capable de donner et retenir de soi. On nous explique qu'il faut arriver à dissocier totalement vies professionnelle et personnelle sans quoi, faute d'amortisseur, on risque le burn out. *J'ai eu la satisfaction d'avoir 18/20 à la présentation d'une relation soignant-soigné tirée des stages.*

Après avoir crapahuté dans différents services hospitaliers, j'ai fait mon choix : je veux travailler en onco-hémato. C'est dur, oui, mais les patients se battent ; le défi de la maladie est permanent, il nous conduit à tendre la main spontanément. Et puis il y a le suivi des patients lorsqu'ils ont quitté l'hôpital. J'aime les revoir et les rassurer. En soins, lorsqu'ils ne parlent pas, c'est qu'ils vivent une angoisse qu'ils ne parviennent pas à dominer. Il nous faut alors trouver comment les sortir d'eux-mêmes.

En général j'ai la réponse. Quand nous faisons leur toilette nous avons le temps de bavarder. Par delà le patient, il nous faut accéder à la personne : elle a un vécu, une histoire, des motivations pour se battre... On peut toujours apporter de la beauté, même si c'est dans un moment fugitif. Le tout, c'est qu'elle soit présente et devienne un appel. J'étais frustrée aux urgences où tout allait trop vite ; de même à la « réa » où il n'y avait pas d'échange possible. En onco *chaque patient m'apporte une expérience de vie riche. On ne peut y travailler qu'en équipe, chacun étant en relation d'échange. Les aides-soignantes et infirmières sont sans cesse en formation. Dans trois ans - j'aurai 42 ans - je pourrai me présenter au concours d'une école d'infirmière. Quelle chance !*

Le regard de Madeleine

Perms

Le séjour à l'Isle-sur-la Sorgue entre deux cures, nous le baptisons « perm ». Perm-bonheur, ça ne se conte pas. Je me transforme en hôtesse, chargée d'un « V.I.P. ». Il a droit à tous les égards, en réalité à toutes les précautions. Je me sens si responsable ! Planning avec l'infirmière pour les soins à domicile, gestion des médicaments, relevés de la température, hygiène alimentaire, sorties... La fatigue règne en despote, elle gère nos journées, modère humeur et humour, impose les renoncements. Les arrivées sont toniques, les départs moroses. A chaque permission nous apprenons l'acceptation, sans nous révolter, sans nous résigner. Un début de sagesse ?

L'araignée

L'hospitalisation en secteur dit protégé déclencha chez moi une « période araignée » de quatre mois. La décrire, c'est la revivre. Est-ce utile ? Gilbert insiste. Pour lui, je vais tenter ce témoignage afin d'en tirer une leçon.

Constater l'effritement de ma volonté me décourageait davantage. S'ajoutait la dilution de mes centres d'intérêt ; elle floutait mes soirées de solitude. Ces désordres m'apparaissent, aujourd'hui encore, dans leur absurdité face au courage de mon malade. Mu par des élans spirituels, il rayonnait. En regard, mon désarroi me renvoyait à une facette insoupçonnée de mon caractère : la dépendance. Je n'étais plus la battante qui, naguère, se suffisait, seule dans la bourrasque. J'avais la foi mais, paradoxe, je tournoyais dans un vide existentiel.

Durant un temps indéterminé, un sentiment d'abandon mêlé de peur me jetait dans des trous enténébrés. Insomniaque, amortie, au lieu de rattraper mes retards de lecture, je consommais des images dont je n'aurais su dire le contenu. Une fois même, sur le quai de la gare, moi adepte de la diététique, j'avalais machinalement des frites sans saveur.

Pourtant, ces incohérences ne devaient pas durer. Notre famille, nos amis, et même nos voisins rencontrés depuis peu, tous ourlèrent notre épreuve d'un soutien fort, empreint de délicatesse.

Oui, tous m'aidèrent à tenir debout. Et puis, deux réactions piquèrent ma conscience. Entre elles aucun lien ; mais toutes deux provoquèrent le sursaut, salvateur, ô combien ! La première réaction est celle de Sébastien le bouquiniste du quartier chez qui nous aimions faire des trouvailles. Alors que je lui donnais des nouvelles de Gilbert, il m'avoua avoir pensé au pire en me voyant passer devant sa boutique, seule, le visage décomposé. L'autre réaction fut la mienne, à la vue des cheveux bleu électrique d'une passante d'âge mûr, par ailleurs fort élégante. Je me surpris à la fustiger intérieurement.

A cet instant, je réalisai vraiment la déroute de mon mental et l'urgence qu'il y avait à tailler net dans la frange de mes petits délires. Je devais me ressaisir, récupérer un équilibre, mieux gérer mon *quotidien. Le soir même je réintégrai la chambre conjugale, délaissée pour le mauvais canapé du bureau. Je retrouvais le sommeil. Je cessais de prendre mes repas debout et allais consulter le médecin pour soigner mon essoufflement. Je ne m'irritais plus contre les retards des bus et saluais les chauffeurs. A mi-parcours du protocole, j'étais enfin d'équerre avec mes forces vives pour continuer d'affronter notre leucémie.*

UNE FIGURE

En décembre, alors que j'abordais ma quatrième cure, j'eus la surprise de découvrir de longues banderoles de drap accrochées tant bien que mal dans les couloirs du service d'onco-hémato. Je lis :

« g/g ça va aller ! »

« Dr Lepeu, on vous ♡ ! »

Ces cris du cœur sont tellement insolites que j'interroge les infirmières. Ce Dr Lepeu aurait-il été victime d'un accident ? *« Mais non ! Gérard part à la retraite ! »* N'empêche. A croire que le service, décapité au sens propre du terme, est condamné à survivre cahin-caha. De toute évidence, ce Gérard Lepeu en était l'âme.

« Gégé » n'était pas un médecin quotidiennement attaché au service. Non, *Gégé* n'était autre que… le responsable du pôle de médecine interne, d'onco-hématologie et de maladies infectieuses de l'hôpital.

Quel était donc cet homme que son personnel n'hésitait pas à désigner ouvertement par *g /g,* une familiarité a priori inconcevable dans un cadre aussi hiérarchisé que l'hôpital public ? J'avais croisé le Dr Lepeu dans mes allées et venues entre hôpital de jour, onco-hémato et secteur protégé regroupés au même étage. Jamais je n'aurais pu imaginer qu'il en était « *le boss* ». Du mandarin, il n'avait pas le look : un homme simple et affable portant la blouse-uniforme sur laquelle était simplement écrit « Dr Lepeu », comme ses collègues.

J'avais été frappé par sa disponibilité : le pas rapide, il saluait chacun et répondait aux sourires par un sourire authentique. Il était au diapason, à la mesure du personnel soignant, le plus beau des compliments à mes yeux. Manifestement, il n'avait que faire d'un ego, de symboles de statut et de reconnaissance sociale.[1] Il faut savoir qu'avec une dizaine de médecins à plein temps, le pôle assure 2 500 entrées annuelles et 18 000 journées d'hospitalisation. Le Dr Lepeu était le garant, la référence ultime d'interventions, procédures et protocoles bien particuliers. La massification du cancer cache l'individualisation la plus fine des traitements, marqués par une rigueur quasi militaire et une constante réactivité aux urgences.

Ecrasé par des responsabilités vitales à proprement parler, en charge d'évolutions cliniques accélérées, assailli de contraintes administratives (la représentation du pôle), comment cet homme pouvait-il être assez disponible pour être adulé de ses équipes, de la femme de service aux collègues médecins ? Une fois de plus, je me disais que, dé-

---

[1] Un détail : Gérard Lepeu n'était décoré ni de l'ordre du Mérite, ni de la Légion d'honneur.

cidément, nos *business schools* feraient bien de s'interroger sur d'autres formes de « réussite » : une œuvre de quarante années, accomplie dans la discrétion et la modestie, aux côtés de médecins et infirmières voués corps et âme à autrui. Au final, des centaines et des centaines de personnes qui doivent la vie à des équipes, à des êtres d'une telle envergure. Mieux connaître Gérard Lepeu me paraissait aller de soi. Je l'ai retrouvé dans le bureau qu'il occupait à l'hôpital, *rue Gérard Lepeu* comme en témoigne la plaque apposée par ses collègues dans le couloir de 30 mètres où sont regroupés les bureaux des médecins et de leurs secrétariats. Quelle découverte ! Comment aurais-je pu supposer que le brillant clinicien de cancérologie fut d'abord un combattant du sida ?

*

Gérard Lepeu a connu le cursus de tout étudiant en médecine prometteur : études à Montpellier, internat puis clinicat complétés de spécialisations multiples - notamment en maladies infectieuses, immunologie, hématologie. Puis huit ans au CHU de Montpellier. En 1981, Gérard Lepeu intègre l'hôpital d'Avignon comme adjoint du chef de service « médecine interne » qui occupe un étage, 60 lits. En 1983 il accueille le premier malade atteint du sida, un patient vauclusien qui arrive de New-York et décède quelques mois plus tard. Dès lors Gérard Lepeu va soigner simultanément cancer et sida qui tous deux, il est vrai, concernent le système immunitaire.

On a peine à imaginer le climat qui entourait alors les sidéens, traités en parias avant d'être considérés comme des patients. A l'époque, ils se confondaient avec la lie de la société :

« Il faudra attendre plusieurs années pour que les politiques s'émeuvent face à ce fléau, qui touche dans un premier temps une population marginale sans grand intérêt électoral. D'abord désignée sous le nom de « cancer gay », puis lorsque l'on découvre qu'elles ne touchent pas que les homosexuels, souvent évoquée comme la maladie des « quatre H » (Homosexuels, Héroïnomanes, Haïtiens, Hémophiles), avant que l'on mesure l'ampleur des contaminations. »[1]

On estime à soixante-quinze millions le nombre de personnes infectées par le VIH dont trente six millions sont décédées. Aucune autre maladie n'a donné lieu à une telle surveillance épidémiologique.

En France, la barre des mille cas est franchie en 1987 pour devenir quasi exponentielle : plus de 30 000 en 1994. L'hôpital d'Avignon est en charge de plus de 400 malades. Gérard Lepeu se révèle alors dans toutes ses dimensions de clinicien, chercheur, organisateur, animateur, gestionnaire. Il prend la présidence de l'association de prévention de la toxicomanie en Vaucluse et crée une unité de consultation dépendant de l'hôpital au sein de la

---

[1] Gérard Lepeu, *Le Sida a changé le monde*, Edit Latham.

maison d'arrêt d'Avignon. Il ajoute un Centre de dépistage anonyme et gratuit (plus de 1 000 consultations en 1984) et un réseau ville-hôpital de traitement ambulatoire qui regroupe les acteurs de la lutte contre le sida - médecins libéraux, psycho-sociologues, diététiciennes, associations - avec des antennes dans les villes importantes du département (Apt, Carpentras, Cavaillon, Orange). Il complète le dispositif par la création d'une équipe mobile de soins palliatifs. « *J'ai le souvenir d'une activité démentielle, une charge de travail du personnel écrasante avec des malades ayant des histoires personnelles et familiales hors normes.* »

Nous ne nous rendons plus compte de la révolution clinique que permet alors le SIDA :

« *Cette volonté de prise en charge et de diffusion de l'information par le milieu associatif concerné par la maladie sera une nouveauté et une constante jusqu'à aujourd'hui. C'est avec la menace du sida que, pour la première fois, des patients s'unissent afin de devenir acteurs pour une meilleure compréhension de la maladie, exigeant d'être informés tant par les médecins et les laboratoires que par les chercheurs pour devenir partie prenante des décisions concernant leur traitement* ».[1]

A l'hôpital Gérard Lepeu met en place des comités opérationnels : de sécurité transfusionnelle, du médicament, de lutte contre les infections. Il ne

---

[1] Gérard Lepeu, op. cit., « Prologue ».

se contente pas de lutter sur le terrain. Il sait que la réponse ultime est dans la recherche clinique. L'hôpital va participer à des essais de portée nationale. Pas moins de 16 en 1996, portant notamment sur des protocoles thérapeutiques et des études comparatives par antiviraux. Autant de programmes et projets pour lesquels il fallut négocier d'importants moyens additionnels. En 1996, dernière année des financements par crédits dits fléchés, ils étaient de l'ordre de 3 millions d'euros actuels.

Tout cela, Gérard Lepeu ne l'a pas fait depuis un bureau. Il n'a cessé d'être sur le terrain, non seulement pour animer les structures mais aussi pour alerter et mobiliser. Sans cesse, il participe à des réunions de formation et d'information à travers le département auprès des professionnels de santé (les médecins libéraux par exemple) mais aussi les enseignants et leurs élèves, les policiers, pompiers, prostituées, toxicomanes... Sans compter la formation de ses futurs collègues médecins à Marseille. En 25 ans il aura été le patron de près de 40 thèses de médecine.

*

S'ajoutent les travaux de recherche clinique : depuis son premier article de rhumatologie en 1977, Gérard Lepeu a cosigné 279 publications scientifiques, soit 7 par an en moyenne.[1] Portant

---

[1] Pour 1991, on compte la co-signature de 14 communications scientifiques dont 6 en anglais.

sur le HIV et le cancer, elles sont internationales pour la plupart. Gérard Lepeu est membre de la prestigieuse Association américaine pour l'avancement des sciences (l'AAAS).

Les travaux du Dr Lepeu concernent tout à la fois le cancer et le sida. Collectifs par nature, ils présupposent l'existence d'un réseau de chercheurs-cliniciens associés des mois, voire des années durant, sur la base de protocoles expérimentaux communs. Gérard Lepeu a constitué son réseau « naturellement » dit-il, notamment à travers les symposiums et congrès qui l'amenaient à voyager sans cesse en Europe comme aux Etats-Unis.

*

Parallèlement, Gérard Lepeu aura accompagné les extraordinaires avancées de l'oncologie. Nous sommes à la veille des années 2 000. Alors que l'épidémie de sida faiblit dans nos pays, l'hématologie se développe. On vient de le voir à propos du myélome : le secteur est dynamique, tellement innovant ! « *Dès mon arrivée à l'hôpital d'Avignon en 1981, je m'y étais donné passionnément, retrouvant de jeunes médecins d'une trentaine d'années comme moi.* »

De fait, d'autres évolutions ont bouleversé le décor institutionnel. L'hématologie qui se développe à toute allure pose problème sous l'aspect clinique : elle est onéreuse, requiert beaucoup de compétences, de locaux et de matériel. Gérard Lepeu prend en mains la chimiothérapie de l'hôpital. En arrière-plan, il y a la réorganisation de la pharmacie qui devient seule responsable de la manipulation et la préparation des produits thérapeutiques pour les milliers de patients soignés annuellement. S'ajoute la mise en place d'une élimination appropriée des déchets.

Gérard Lepeu s'attelle au projet de construction de locaux répondant aux nouvelles exigences cliniques. Il faudra dix ans pour construire une tour inaugurée en 2010 par le président de la République. L'onco-hématologie en occupe un étage. Les locaux et leur aménagement font l'admiration des spécialistes : de l'espace, un cadre de séjour et de travail épuré, une organisation fonctionnelle, un secteur protégé doté des derniers acquis de la technologie nosocomiale. L'hôpital d'Avignon qui n'est pas un CHU (c'est-à-dire un centre universitaire) est désormais une référence.

La succession de Gérard Lepeu est assurée, le personnel rassuré. Son collègue, le Dr Borhan Slama est devenu chef du service d'onco-hématologie. Il a fait toute sa carrière à l'hôpital, en cancérologie où il est entré comme interne à l'hôpital de jour en 2000. Même passion, même simplicité déconcertante, même présence aux patients, même esprit d'équipe. Il s'est attelé à la mise en œuvre d'un nouveau projet de service élaboré par un groupe de travail interne.

POURQUOI ?

Madeleine et moi passerons la fin de l'année ensemble. Je vivrai ces semaines dans une plénitude nourrie d'« évidences » tant elles s'offraient naturellement : un quotidien chargé d'amitié et d'amour.

Ce qui me frappe quand j'y pense, c'est combien la simplicité, la « banalité » des jours se sera articulée autour de puissantes césures : la mi-temps des cures ; le basculement de l'année ; le contraste des espace-temps, de l'hôpital et de la fête vécue dans notre société comme un *must* impérieux : les rues des villes et villages sonorisées pour entretenir la fièvre des achats, en contraste avec le temps de la solitude que « partage » le patient.

Combien précieuses sont les marques d'amitié. Par téléphone, mel, courrier, ou auprès de nous, de partout, de Basse et Haute-Normandie, de Nice et de Sens, de Paris et de l'Isle-sur-la-Sorgue, d'Aix-en-Pce et Marseille… Quel bonheur de lire ce poème de Jean-Yves entouré de nos amis tourangeaux en cette soirée du 31 décembre !

A Madeleine et Gilbert

S'écoule la vie avant,

Ses bonheurs et ses joies consommées dans le temps,

Quand un noir jour annonce un nouveau partage de ce temps

Avec sa cohorte de douleurs, de peines et d'espoirs.

La vie alors ne s'écoule pas : elle se vit.

Des bonheurs différents arrivent, plus rares et subtils,

Une nouvelle cadence plus rapide que l'horloge,

Des amitiés sélectionnées, d'autres qui se détachent naturellement,

De nouvelles valeurs plus vraies, moins artificielles.

La vie ne s'écoule pas, elle se vit.

L'important n'est plus là où il était.

Putain de maladie, tu nous fais apprécier le temps qui reste.

Le temps nous est compté, deux semaines. Comment le retenir, sinon en donnant son prix à chaque heure, chaque minute s'il est possible, dans leur épaisseur bien concrète. Et pour cela, vivre immergé dans l'immédiat. L'occasion de revenir à mon livre de chevet *Méditer Jour après Jour*. Se laisser absorber en pleine conscience dans les instants qui nous offrent à profusion paysages, échanges, lumières hivernales, rencontres fortuites... C'est, en quelque sorte, démultiplier le temps, le distendre. En retenir la fuite.

Ces quinze jours auront été quasiment intemporels. La perception que j'en eue, la mémoire que j'en ai sont d'une richesse telle que j'ai l'impression d'avoir passé des semaines auprès de Madeleine alors que, je le répète, nous nous laissions porter par l'ordinaire de nos journées.

Mais pour y parvenir, il aura fallu refuser à mon *cogito* d'opposer le temps présent de la liberté au temps prochain de l'enfermement. L'appréhension subite du retour à l'hôpital où je serai lié à une potence pouvait sourdre et polluer les instants magiques que je vivais avec ma compagne. Ce fut le défi de mes vacances, un défi d'autant plus facile à relever que la nécessaire discipline de pensée pour évacuer la perspective des lendemains trouvait sa récompense immédiate.

Oui, l'accès à la pleine conscience est un chantier sans fin qui ne saurait être ouvert dans les seuls moments de crise. Même la joie peut être source d'ascèse. C'est qu'elle ne peut pas s'identifier au plaisir. Rien à voir avec la fuite dans la satisfaction éperdue de désirs, source des plaisirs : ils s'enchaînent inlassablement et suscitent aigreur, ressentiment, pour n'être pas satisfaits tous. De la joie, le philosophe André Comte-Sponville écrit qu'elle est « *acquiescement à soi et au monde.* »[1] Ce qu'il en dit rejoint ce que nous avons vécu pour être parvenus à échapper à l'intrusion d'un passé meurtri et d'un futur aléatoire :

« La joie est passage à une réalité supérieure, ou plutôt à un degré supérieur de réalité. Se réjouir, c'est exister davantage : la joie est le sentiment qui accompagne en nous une expansion, ou une intensification de notre puissance d'exister et d'agir. »

*

« Au bord de moi-même, je m'arrête et me penche. » [2] Placé à mi-course du traitement, je jette un regard distancié à la fois sur ces derniers mois, marqués par un choc existentiel, et l'année qui s'ouvre dans la perspective d'une vie renouvelée. Quel sens donner à l'évènement ? Cette question, tous les cancéreux se la posent qui conduit à une quête de sens. *« Elle est au centre du débat concernant la place de la spiritualité en médecine. »* [3]

La première réaction est : « *pourquoi ce cancer, pourquoi moi ?* » lorsque la cause n'en est pas

---

[1] André Comte-Sponville, *Dictionnaire philosophique*, PUF 2013, « Joie »
[2] Fernando Pessoa.
[3] J.G. Trudel et alia « Communication entre soignant et soigné » *Psycho-Oncologie, (2013) 2 : 130-136.*

évidente. Que faut-il donc entendre par « sens » ? Les réponses sont évidemment personnelles. Un bouddhiste pourra répondre que c'est une question de karma : payer aujourd'hui une vie antérieure marquée par une défaillance (morale, comportementale, cognitive...) L'ennui, c'est que, nous ne pouvons pas connaître nos vies antérieures, à supposer qu'il y en ait. La vision judéo-chrétienne de la dette à payer pour nos péchés et la désobéissance aux dogmes se traduit par un prix, le cancer aussi bien. La condamnation théologique ne convainc plus que quelques-uns.[1]

En revanche, l'approche psycho-physiologique a acquis du crédit auprès des soignants. On a bien décrit la psychogenèse de bien des maux (sans pour autant lier trauma et maladie) :

« Il y a les blessures physiques, visibles. Et il y a les blessures de l'âme, les fragilités issues des carences ou des drames du passé, invisibles mais inscrites dans nos esprits et notre chair. Quelquefois conscientes, quelquefois dormantes, ces fragilités font de nous des humains entre deux mondes : l'apparente normalité et l'anormalité secrète.

« Longtemps nous avons rêvé qu'elles n'existent pas ces blessures, ces faiblesses. Puis nous avons rêvé qu'elles disparaîtraient peut-être avec la vie, avec l'amour, avec le temps. Et aujourd'hui, malgré les efforts et les années, nous

---

[1] M.F. Bacqué « Un catalogue d'idées reçues sur le cancer » éditorial, *Psycho-Oncologie (2009) 3 : 131-133*.

devons nous l'avouer : elles sont encore là. Pour longtemps, peut-être pour toujours. » [1]

Aurais-je, comme tant d'autres, enfoui une révolte inexprimée, une blessure que le corps aurait pris en charge à sa façon, en se déréglant ? Qui peut se flatter d'une existence lisse au point de ne porter aucun stigmate du passé ? Nos existences, à Madeleine et moi, sont cabossées. Dès l'enfance nous connûmes des meurtrissures affectives durables dont nous savons combien elles ont pesé sur la conduite de nos vies. Si nous menons une recherche « spirituelle » depuis des années, c'est précisément pour échapper au ressassement d'injustices, blessures, échecs, trahisons. Je croyais en être libéré au point de rarement évoquer en moi-même ce passé.

Mais, répondra un psy, le nettoyage a-t-il atteint l'inconscient ? Je constate simplement qu'au fil des années, ma vie est devenue harmonieuse, malgré les soucis inhérents à toute vie en société. Elle a été portée par l'optimisme, des projets et une présence constante à autrui. Je n'étais jamais malade. Comme l'amour de ma compagne, la randonnée m'aura nourri : un appel au dépassement, à la transcendance. Et puis, comment imaginer que mon cancer relève d'un transfert psychologique alors qu'il m'est tombé dessus si brutalement qu'aucun indice clinique ne le suggérait ?

---

[1] Christophe. André, op.cit. « Avancer même blessé »

*

Si ma quête de sens me paraît vaine pour le passé, en revanche elle est dense pour le présent : quel sens donner à mon cancer, ici et maintenant, Le tout, c'était d'échapper à la révolte ou à la résignation. Là encore, mon livre de chevet a été précieux. Sa quatorzième leçon est intitulée « *Comprendre et accepter ce qui est* ». Quelle leçon de vie et de courage ! En voici des bribes :

« *L'acceptation nous permet d'intégrer la dimension tragique du réel, sans faire pour autant de la vie une tragédie* » ; « *On décide de tout accueillir, d'héberger ce qui passe et ce qui est* » ; « *Relever la tête, s'imprégner de tout ce qui existe autour de nous (...) ouvrir en grand les portes et fenêtres du mental sur le monde qui nous entoure* ; « *Ne rien rejeter, ne rien éliminer* » [1]

Début août, je ressuscitais et découvrais combien le monde clos dans lequel j'étais enfermé pour une durée indéfinie était riche d'humanité et de belles surprises. La pauvreté sensorielle du lieu n'était qu'apparence. Et, je l'ai dit, la pratique de la randonnée m'avait conduit à vivre intensément la relation corps-esprit. Je me disais que la guérison physique passerait également, et peut-être surtout,

---

[1] Qui rejoint le « *Ne jetez rien de votre vie. Compostez tout !* » du livre *Le Potager Leçon d'Humanisme* dont le café littéraire de Lacoste avait accueilli l'auteur, Jacques Musset peu avant mon hospitalisation.

par une attitude mentale dont mon livre de chevet enseignait le mode opératoire alors que j'étais alité. Confronté à un espace-temps contrasté - la finitude du lieu, la vacuité du temps - j'amorçais une méditation que je n'hésite pas à qualifier de spirituelle.

Un corps contraint ; l'esprit accédant à des horizons intérieurs insoupçonnés : plus tard j'ai découvert que cette conjonction pourrait bien être fréquente. Père de trois petites filles, cet ingénieur de 32 ans, a été opéré d'un cancer de la langue qui a nécessité une rééducation de la parole. Voici ce qu'il m'en dit :

« J'ai été renvoyé chez moi très rapidement après chacune des deux opérations. Je n'ai donc pas connu une coupure du monde que j'aurais désirée, je l'avoue, pour mieux « digérer » ce qui m'arrivait. Aucun traitement médicamenteux qui m'aurait épuisé, non plus. L'enjeu de ce cancer pour moi ? Réagir à son message, en apprenant à me comprendre. Etre à l'écoute d'aspirations profondes, que je n'aurai pas su entendre jusqu'ici. Pour me faire du bien, remettre en question des habitudes acquises... Une révolution intérieure, alors que peu de choses changent dans mon environnement, ou m'incitent à changer. Seule m'interpelle ma conscience profonde.

« J'essaye donc d'avancer, m'efforçant d'être patient et bienveillant envers moi-même, ce que je n'ai pas su être ces dernières années. De courts séjours au vert créent un environnement plus propice à une plongée en moi. Je m'appuie aussi sur des lectures et des échanges avec quelques personnes ressources, importantes pour avancer. Et

médite presque quotidiennement avec la méthode de Christophe André. J'ai acquis la certitude au fond de moi que je vais guérir. Et sais que je ne serai plus jamais le même. En un sens, j'ai hâte de voir ce que tout cela va donner ! Quel est le nouveau Julien qui émerge ? Quelle sera sa vie ? J'ai la conviction qu'elle sera bien plus remplie de sens. »

*

Ce qui est passionnant, c'est que le traitement thérapeutique du cancer intègre de plus en plus la relation corps-esprit. La revue *Psycho-Oncologie* rend bien compte de cette évolution récente. En témoigne la place grandissante de la sophrologie dans les unités d'onco-hématologie.[1] S'ajoute une réflexion sur la spiritualité. Un mot tabou en médecine que les psycho-oncologues n'hésitent plus à investir. C'est que l'annonce d'un cancer et l'hypothèse d'une mort prochaine est « *une déchirure dans la trajectoire existentielle, une sorte de plongée dans le vide.* »[2]

« *Des mécanismes d'adaptation et de changement de valeurs s'opèrent alors, comme le fait de redéfinir une nouvelle philosophie de la vie. Commence parfois chez le patient un travail spirituel autour du sens de la vie et de l'acceptation de sa*

---

[1] La sophrologie conjugue méditation et relaxation.
[2] J.G.Trudel et alia, « Communication entre soignant et soigné : historique, définitions et mesures, *Psycho-Oncologie (2013) 6 : 130-136.*

finitude. Ce travail génère un ensemble d'émotions ambivalentes et nécessite un accompagnement. » [1]

La méditation accompagnée est l'un de ces outils « *que l'on pourrait traduire en langage psychologique par une posture interne apaisée. La méditation est en fait centrale dans tout travail avec la souffrance psychique. Il ne s'agit pas pour nous de quelque chose de religieux, mais bien d'un travail sur l'activité psychique que doit entreprendre tout être humain pour être au mieux dans son intériorité, sa spiritualité.* » [2]

Cette préoccupation est plus marquée chez les personnes atteintes d'un cancer de la peau, vraisemblablement, disent les chercheurs, en raison du risque accru de récidive. On l'observe également chez les cancéreux âgés ou qui se trouvent au stade métastatique.

La quête de sens peut aller jusqu'à une modification en profondeur du champ de conscience dont témoigne le propos suivant :

« *C'est terrible ce que je vous dis… Je ne sais pas combien de temps je vais vivre… mais je pense que si c'était à refaire, je le referais. A travers tout*

---

[1] M. Bourdon et alia, « Spiritualité et changement de valeurs chez les patients atteints de mélanome. Une étude qualitative exploratoire » *Psycho-Oncologie (2011) 5 : 34-39.*

[2] E. Dutoit et alia, « Psychologie et sophrologie en oncologie : les voies d'un possible travail d'articulation », *Psycho-Oncologie (2012) 6 : 50-58.*

cela, j'ai complètement changé et, pour cela, je pense que ça valait la peine de passer par la maladie. » [1]

Chez les sophrologues, chez Christophe André comme chez Comte-Sponville, la spiritualité est existentielle.[2] Point de religiosité, de dogme, de credo, d'interdit, d'a priori, d'exclusion. Je paraphrase André Comte-Sponville : une spiritualité de l'immanence plutôt que de la transcendance, de la méditation plutôt que de la prière, de l'éternité présente plutôt qu'à venir. Habiter non pas une famille mais l'univers, l'infini, l'universelle présence.

« Que chacun n'en connaisse qu'une infime partie, cela n'empêche pas qu'elle le contienne tout entier. (...) Je ne l'ai vécu, s'agissant de ces derniers états, que très exceptionnellement. Mais assez toutefois pour que ma vie en soit définitivement transformée et pour que le mot spiritualité cesse de me faire peur. » [3]

---

[1] M. Vachon, R. Dupuis, « La recherche de sens en oncologie : fondements théoriques et applications cliniques de la logothérapie », *Psycho-Oncologie, (2012) 6 : 85-90*.

[2] Christophe André se dit de sensibilité bouddhiste ; André Comte-Sponville est l'auteur de *L'Esprit de l'athéisme : introduction à une spiritualité sans Dieu (*Albin Michel*)*.

[3] André Comte-Sponville, op.cit. « Spiritualité ».

Le regard de Madeleine

Lady and gentleman

Dans la canicule et l'attente du train, un couple attirait mon attention. Il détonnait parmi les bermudas vert pistache et les poitrails botoxés. En fait, il rayonnait. Tous deux étaient vêtus de lin et coton blancs, ils se tenaient tendrement la main alors qu'ils me semblaient très, très âgés. La sonnerie de ma petite horloge culturelle me le signala : un Marie Laurencin !

En jupe longue, elle relevait par instants sa capeline. Je pouvais admirer un visage délicat aux lèvres teintées de vermillon. Comme les jeunes filles d'autrefois, elle souriait. Quand elle se penchait vers son compagnon, j'entendais un phrasé distingué, un rien aristocratique. C'était une anglaise. Lui, le pantalon amidonné, à la fois bien droit et en appui sur une canne à pommeau argenté, veillait sur son épouse. Il affichait une autorité héritée visiblement de plusieurs générations.

Nous montâmes dans le TER. Quarante minutes plus tard, je remarquai « mes Anglais » dans le bus à destination de l'hôpital. Toujours dignes, mais souriants, ils en franchirent le seuil et disparurent dans l'ascenseur central.

C'est ainsi, que durant tout l'été et tout l'automne, chaque jour, nous fîmes ensemble ce trajet aller-et-retour village-hôpital sans nous prê-

ter attention. Cette conduite d'ignorance polie, je l'intégrai si bien ! Les observer discrètement me suffisait. Je sentais leurs efforts pour masquer les assauts de la vieillesse. Je percevais tant leur ouverture d'esprit, leurs liens, leur complicité ! Ils riaient si discrètement ; ils lisaient, nous lisions. Mon quotidien chaotique s'apaisait, prenait une pause.

J'échafaudais des romans autour d'eux, les visualisant dans le confort de leur manoir niché au creux du Gloucestershire ou du Devon. Oui, sans le savoir, ces Anglais sortis directement d'une nouvelle de T.S. Elliot étaient un baume sur ma douleur.

Naturellement ils s'évaporèrent après ces deux mois de compagnonnage vauclusien. Je me surpris à leur envoyer de lumineuses pensées. Un mois s'écoula. Lors d'un retour, je les vis postés devant notre gare d'opérette.

Ils étaient venus m'attendre !

Elle m'ouvrit les bras et m'expliqua leur présence. Leur fils était guéri, ils repartaient vers Londres. Ils tenaient à me dire adieu, tant ils s'étaient attachés à me voir chaque jour durant l'« horribilis » été. Je leur faisais du bien ! Elle m'étreignit encore et s'inquiéta de la personne que j'allais voir si assidûment.

En retrait, le vieil homme semblait attendri par nos effusions. Après l'échange de confidences toutes féminines, nous fûmes à l'unisson pour convenir de l'exception de notre relation, si empreinte de pudeur et de respect mutuel.

Gil adora ce récit, lui qui connaît si bien mon inclination pour l'Angleterre et la lady qui, à ses yeux, sommeille en moi.

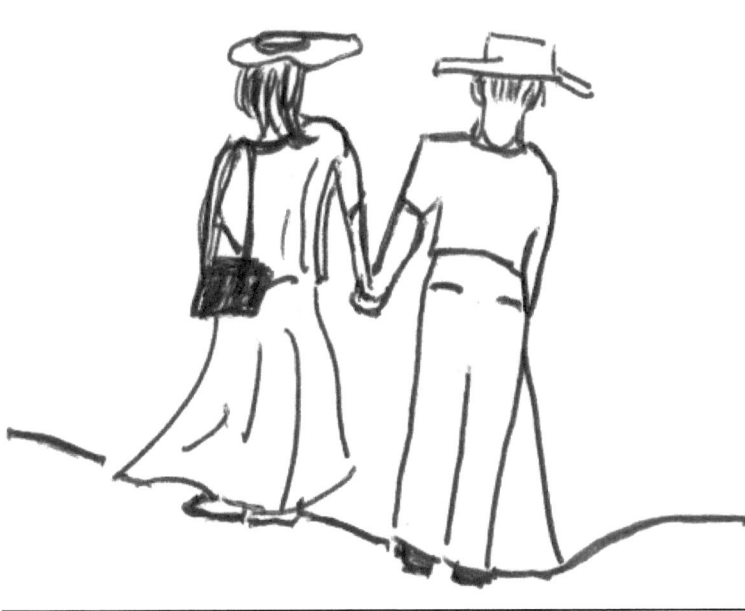

QUAND LE CORPS CHAVIRE

Janvier. J'aurai passé l'essentiel du mois à l'Isle-sur-la-Sorgue dans une présence à deux. Elle nous a comblés, se nourrissant d'elle-même. Cela fait six mois que notre vie est suspendue à une pharmacopée chimique, comme les perfusions à ma potence. Implacable, le protocole dicte nos journées, à la maison comme à l'hôpital. Il nous interdit de nous donner à la spontanéité comme de nous projeter dans l'organisation d'un lendemain.

Je m'apprête à entamer la sixième des huit cures. Six mois déjà ! Nous nous étonnons d'avoir « tenu ». N'était-ce pas l'ultime ambition de nos vies délitées ? Comment avons-nous fait ? Par miracle nous avons conservé la joie de vivre au profond de nous-mêmes. Où avons-nous puisé la patience d'enchaîner des instants qui s'étiraient à l'identique, comme rivés à la noria d'un temps uniforme ?

Après trois semaines de congé, j'ai retrouvé un semblant de vie « normale ». Je n'ai plus le souffle court lorsque je me lève, je ne suis plus haletant lorsque je monte un escalier. Quelle liberté, quelle fraîcheur physique ! De nouveau nous nous imaginons en balade, sac au dos, marchant au pas de la mule sur les sentiers comtadins : les années n'ont pas eu raison de nos volontés de vivre.

Je me retrouve donc à l'hôpital d'Avignon après ces trois semaines de vacances. D'après le programme personnalisé de soins que l'on m'avait remis en août, la cure ne durera que trois jours. Une quasi formalité. Je serai de retour pour le week-end, quel que soit l'aléa d'un bombardement chimique complexe et ajusté au millimètre : il faut prendre encompte l'état général du corps et ses réactions, quasiment heure par heure.

Je ne suis plus en secteur protégé. Je pourrai descendre au distributeur à café dans le grand hall de l'hôpital, tirant à mon côté le fidèle « porte-perf », intime compagnon d'infortune. Cette seule perspective m'enchante. Et puis, hasard des disponibilités, je me retrouve en chambre individuelle. La fenêtre donne sur de hauts murs bruns, qu'importe ! Je serai moi-même, en plénitude, pour réfléchir, téléphoner, écrire, tenir salon avec Madeleine…

Déjà, médecin, aides-soignantes et infirmières s'affairent autour de « M. Caty » accueilli comme un habitué de « la maison ». Une histoire commune, en pointillés peut-être, mais riche de souvenirs partagés. J'ai plaisir à percevoir le brouhaha du couloir, à suivre du regard les allées et venues, à entendre les échanges brefs sur les interventions menées auprès de patients invisibles, presque inexistants, comme si j'étais l'hôte privilégié des lieux. Cela m'aide à retrouver mes « habitudes ». Comment aurais-je supposé qu'il en est d'inscrites en filigrane dans la pensée et le corps ? Me voici redevenu partie prenante et co-acteur d'un même combat, à la mort, à la vie.

J'ai toute ma tête et en profite. Assis au chevet du lit, sous le regard indifférent du « porte-perf », l'ordinateur ouvert sur la tablette de lit, je me partage entre portemine et clavier. Je formule des phrases, écris, relis, surcharge, rature... Les lignes se font fluides ; le temps s'écoule non moins fluide ; l'écran se meuble de pages lisses tandis que le bruit de fond s'est dispersé, je ne l'entends plus même.

L'imprévisible est inhérent aux traitements lourds. L'insolite aussi, je l'avais oublié. Cet après-midi il fond sur moi et me saisis. L'image incongrue s'impose et suspend la pensée. Je m'arrête un instant pour l'observer. Une présence, un lion ! Non pas le seigneur rugissant de la Metro Goldwyn Mayer, mais une lionne à la crinière foisonnante et douce. Assis au devant d'elle, je ne me vois pas. Me voici entre ses pattes énormes ; je ne l'indispose pas, je suis l'un des siens. L'image s'attarde. Comment en aurai-je peur ? Maternelle et tendre, elle me protège. Une hallucination ? C'est évident. Pourtant je n'arrive pas à m'en inquiéter. Comme *le loup des steppes, la lionne du Kenya* me transmet sa force apaisante.

Mis en confiance, si je puis dire, je prends le temps d'examiner l'image. Elle m'enveloppe de son rayonnement et m'absorbe. Incongruité pour incongruité, je tente le parallèle avec la passion amoureuse lorsque l'être aimé se surajoute aux allées et venues et à la pensée discursive, sans en perturber le cours. J'ai plaisir à ressentir cette proximité qui ne parvient pas à me lasser ni, apparemment, à perturber ma personnalité. En sa compagnie, qui n'a rien de lancinant, je me surprends à bavarder avec les infirmières comme à frôler le clavier de mes doigts.

J'aurai vécu plusieurs jours « auprès de ma lionne ». Elle s'est esquivée après mon retour à l'Isle-sur-la Sorgue, mais elle est toujours présente à mon appel. Alors que je vous en parle à l'instant, elle est là, de nouveau, maternelle. La rejeter me paraîtrait indécent, pour tout dire indigne de l'amour universel qu'elle exprime à sa façon.

Que veut-elle donc me confier ? Pourquoi est-elle venue me trouver ? Je vais l'apprendre bien vite.

*

Je suis sorti un samedi en fin de journée. On m'a accordé trois semaines de congé pour permettre au corps de récupérer. Il a été secoué pendant ces quatre jours. Les chimios se sont enchaînées sans discontinuer, je n'avais pas le souvenir d'une telle accumulation. Une fois encore le personnel soignant a été égal à lui-même.

Par exemple, ce jour-là, F. jeune diplômée - c'est son premier emploi - avait passé l'après-midi quasiment à mes côtés pour suivre les « constantes » et prélèvements divers qui, demi-heure par demi-heure, indiquaient comment je supportais les perfusions. Lorsqu'elle avait transmis le relais à l'équipe de nuit, mon ph était encore trop faible pour perfuser un nouveau produit, sur 22 heures de temps. La mise à niveau se ferait-elle dans la nuit ? La question la taraudait. Au point qu'elle en avait rêvé obsessionnellement, me confia-t-elle en riant le lendemain... Non sans ajouter que, fréquemment, les infirmières du service appellent leurs collègues dans la nuit pour leur apporter une précision ou un complément d'information qui ont pu leur échapper lors de la relève.

A l'Isle-sur-la-Sorgue, je constate combien je suis épuisé, littéralement. Je manque de souffle pour me lever d'une chaise ; je vais à pas lents ; je m'accroche à la rampe d'escalier pour en gravir les marches si familières. J'en viens à dormir, dormir, sans récupérer pour autant. Notre vie quotidienne s'est rétractée. C'est à peine si nous sortons dans le village alors que les marchés y sont un spectacle. Samedi. Visite à une amie que nous avons décommandée à plusieurs reprises. Nous rentrons tranquillement, à petits pas ; je vais me coucher. Par acquis de conscience, Madeleine n'attend pas le soir pour prendre ma température. 39 !

Basculement. La maladie qui rôdait nous a happés de nouveau. Le sac est prêt en quelques instants. Je sais le parcours du combattant : SAMU, ambulance, urgences, onco-hémato... La porte de l'ambulance se referme sur un homme hébété, inerte. Je me laisse porter par le silence et la solitude. Madeleine n'était qu'une ombre dans la nuit qu'elle va meubler de son désarroi.

Le corps hurle à sa façon. Il n'en peut plus. L'accumulation des six cures l'a anéanti. Il n'a plus la force de créer plaquettes, globules rouges, globules blancs. Il a fait naufrage. Je n'ai plus que quelques dizaines de globules blancs... Me voilà de nouveau sous l'accumulation des perfusions de plaquettes et d'antibiotiques (trois « variétés » différentes) tandis que les transfusions de sang se multiplient et que des piqûres vont accélérer la naissance de globules blancs. J'apprends que mon cas relève d'une situation répertoriée, l'aplasie fébrile : il y a un référentiel, des pratiques, des protocoles. Bref, un sentier balisé que le personnel soignant parcourt dans un calme qui me rassure. N'empêche : malgré les antibiotiques, la fièvre persiste. Je suis placé en isolement. On fait appel à un infectiologue. Plus tard, j'apprendrai que, s'agissant d'une leucémie aiguë, le risque était maximal. Si la prise en charge n'est pas immédiate et adéquate, on peut mourir de septicémie en quelques heures.

Pour la première fois depuis six mois, je suis incapable d'écrire ou même de lire. Je ne sais plus que dormir sans discontinuer. Un sommeil doux, enveloppant. Je m'y love. Point de *Livre de la jungle* d'où émergerait Bagheera la panthère noire, ou Chil l'épervier… Je m'absorbe en mon corps et m'étonne d'y puiser la sérénité. La perception que j'en ai est envoûtante : un bleu lumineux, translucide, tel un saphir de Ceylan. « *Âme bleue, obscur voyage* »[1]… Il est vrai, ma chambre donnant sur la Durance et le soleil, au matin j'admire le ciel qui n'a rien d'inerte ou de plat : il est zébré de voiles blancs qui lui donnent vie et forment un contrepoint à l'austérité du bleu roi en majesté. Les traînes nuageuses sont fines, subtiles. Echarpes d'organdi, voiles de danseuse. Appel à la douceur, à la sérénité.

---

[1] Georg Trakl.

J'émerge au 5ᵉ jour sans me douter à côté de quoi je suis passé. Le temps si merveilleusement fluide reprend sa scansion. L'ordi m'attend patiemment, il est une expression de moi-même : n'est-il pas mon journal, mon écritoire et mon imprimerie ? J'ai une appréhension alors que je l'ouvre. C'est que pour l'hôpital, un patient muni d'un ordinateur est un gêneur. L'accès à internet n'est accordé qu'avec un formulaire renouvelé de trois jours en trois jours, à terme échu... Pendant les deux mois d'équivalent plein temps passés en onco-hématologie, il me fut quasiment impossible d'envoyer un mel. Le problème est récurrent, il dure depuis l'ouverture des nouveaux bâtiments en 2010. Le personnel m'a répété qu'aux yeux de l'hôpital, il est insoluble. Aujourd'hui le comble est atteint : je ne peux même plus recevoir de messages.

J'essaie de comprendre ma colère froide. Support d'échanges infinis avec le monde, l'ordinateur est devenu prolongement de nous-mêmes. Un goutte-à-goutte électronique, comme accroché au « porte-perf ». Mais, avec lui, le temps s'est contracté au-delà du concevable : la demi-journée, l'heure, sont devenues notre référentiel obligé. Aux Etats-Unis une nouvelle *web review,* qui prend le risque insensé de publier des articles de fond, indique le nombre de minutes de lecture requises pour chacun d'entre eux[1]. Nous ne nous rendons

---

[1] Depuis, le mensuel français *Capital* s'est mis au chrono-journalisme. Au regard de chaque article est indiqué son

même plus compte de ces incongruités. Une semaine de retard à cause d'une messagerie défaillante, quel évènement ! Au fait est-ce possible ? Non, le smartphone-doudou veille, il n'abandonnerait pas ses maîtres.

Je m'interroge pour constater que, dans le travail, je n'échappe pas au formatage d'internet et à la perception « *in* » du temps : je réagis comme toute personne privée de ses prothèses. Et découvre mon aliénation, masquée sous l'alibi de l'efficacité.

Dans les brumes d'une pensée chaotique, j'échafaude les pires scénarios concernant les dossiers qui squattent le *cloud*. J'attends cette contribution, si importante pour moi. L'ai-je reçue ?... Son auteur serait choqué de mon absence de réaction… Peut-être ne l'a-t-il pas encore envoyée… Mais comment oser téléphoner à cet homme éminent qui ne comprendrait pas que j'insiste, s'il ne l'a pas encore écrite, alors qu'il n'y a aucune urgence… Quant à cet autre document…

Me voilà égaré dans l'entrelacs de *pensers* aussi obscurs qu'ils sont vains. Pas question d'en parler à Madeleine. Son bon sens est à toute épreuve. Je passerais pour un gosse incapable de distinguer l'accessoire de l'essentiel alors que ma vie est e

Au septième jour de cale sèche, le navire est remis à flots. Je me contente de hisser le petit pavois, bien que ce soit l'anniversaire de Madeleine. L'ostentation n'est pas de mise.

« temps de lecture » :1,2,3 minutes, mais 8 minutes pour les articles de fond.

Le regard de Madeleine

Assez !

Deux futurs bombardements, et deux aplasies, bornent encore notre ligne d'horizon en ce début de février. Mais le planning l'indique clairement, la fin du traitement approche. La jubilation nous gagne, surtout quand, à l'hôpital ou chez nous, nous percevons la transparence des fins de journée. Oui, désormais nous maîtrisons les aléas du protocole chimique. Malgré le mistral, la voilure tient le cap. C'est tout guilleret que Gilbert revient pour subir l'aplasie de la 6e cure et profiter d'un vrai repos. Je l'accueille en fanfare. La famille et les amis appellent. Rodés et confiants nous sommes, même avec l'obligation de vivre au ralenti, la fatigue en toile de fond.

Cette fois-ci, la garce prend ses aises, tel un alyte dans la vase, bien calé entre pierres et débris. Au mitan de la semaine, j'oblique mon regard vers le teint hâve de mon protégé. Son visage est serpenté de sillons grisâtres. Je déteste ça mais n'en dis mot, me concentrant davantage sur la température. Deux jours s'écoulent encore, plombés. Des jours qui ne nous ressemblent pas : nous ne parlons guère, ne rions plus. Il faut l'admettre, le corps jusqu'ici discipliné et solidaire, se révolte à sa manière. Assez de substances qui ravagent, fragmentent, malaxent, lessivent, propulsent à hue et à dia. Ce corps s'insurge, ramassant en son tréfonds les quelques étincelles d'énergie que les chimios n'ont pas absorbées. Ce corps lutte et s'enflamme.

39° ! Le cauchemar à nouveau : bagage à la volée, ambulance dans la nuit, urgences, prélèvements, attente fébrile, retour aux fondamentaux.

Dans le nid évidé, la soirée durant, devant une télé sans le son, j'attends un appel de Gilbert. Il m'informe... qu'il est toujours vivant, que des heures durant, il a été transi ; qu'il a grelotté, frissonné, comme jamais. Je le rassure avec toute l'énergie de la hargne qui m'anime et dans un langage à nouveau sommaire, primaire « Tiens bon, on y est presque ! »

Quand je raccroche, la turbine de mes angoisses s'emballe à nouveau. Elle va vriller lentement, méthodiquement mon champ vibratoire et rendre vaine toute tentative de sommeil. Au bout de la nuit, il va falloir tuer la matinée pour ensuite attraper un train, un car, et ouvrir la porte blanche sur un homme aimé, méconnaissable (nous apprendrons qu'il n'avait plus que dix globules blancs, plaquettes et globules rouges à l'avenant).

Je lis sa souffrance en une nano seconde. Plus que jamais à bout de forces, Gilbert réagit à peine à ma présence. La fièvre résiste aux doses massives d'antibiotiques. Une pesanteur envahit la chambre. Etre là, tenir sa main aux phalanges glacées, tendre un verre d'eau seront mes seules prestations en ce dimanche où tout paraît figé et hors du monde. Je repars avec des semelles de plomb.

Le soir, je ne dîne pas. J'empile les pulls sur un corps crispé. Mon esprit, lui, s'échauffe, se libère par la magie des mots. Sur mes feuillets, je déverse les concepts qui transpercent un mental dont je me sens à la fois comptable et dépossédée.

Avec une autre portion de mon cerveau, je tente de calmer le jeu et décide crânement de rassembler ces délires dans une forme poétique. Projet prétentieux, vite avorté. Que faire d'une pensée erratique qui étouffe les élans de mes aspirations à la paix ? Que créer avec un potentiel qui devient logorrhée ? Que fabriquer avec cette palinodie qui m'inflige la nausée ? « Il va guérir ! » « Il me fait peur ! » « Il est si décharné ! » « Il est harmonieux ! »

Le lendemain à l'hôpital, dès l'aube, les grandes manœuvres à l'assaut de la fièvre, de l'infection, de la remontée des globules. Quand, une semaine plus tard, Gilbert revient au bercail, « regonflé », le champagne crépite sans retenue. Notre joie, elle, peine à s'exprimer. Cette épreuve va-t-elle nous grandir ? Gilbert en est convaincu. Moi, je me contente de placarder hébétude et procrastination.

Un morceau de jazz, tendre et mélancolique nous enveloppe tous deux. Fin du cauchemar.

AU-DELA DES PAS

Six semaines se sont écoulées. Mes deux dernières cures auront été marquées par les aplasies qui font de nous des êtres inachevés : l'épuisement est toujours proche ; le souffle court me rend haletant, comme si j'étais à la conquête d'une cime himalayenne. Heureusement, Philippe est à nos côtés. Docteur en biochimie, il est le patron de *l'Isle Verte,* le magasin bio de l'Isle-sur-la-Sorgue. Me voilà à nouveau plongé dans des cures... diététiques - baies de Goji, racines de ginseng, champignons shiitake, algues spiruline - qui vont rapidement me dynamiser.

Mon retour « définitif », fin mars, nous laisse presque incrédules : nous en aurions donc fini ? Non ! Il aura suffi de quelques jours et d'une prise de sang pour qu'à nouveau sonne l'alerte, je suis à la merci d'une hémorragie. L'hôpital me rappelle : « On vous attend, venez le plus vite possible ! » Perfusions, transfusion sanguine, myélogramme de la moelle osseuse...

A mon retour, nous nous disons Madeleine et moi que, cette fois-ci c'en est fini pour de bon. Arrêtons de vivre comme si nous étions condamnés à rester sur le qui-vive. Déclarons que la parenthèse est définitivement fermée et fêtons l'évènement.[1] Au dehors, le printemps nous assaille. C'est vers lui qu'il faut nous tourner pour vivre, nous aussi, l'exubérance du renouveau. Aussitôt la décision est prise : nous pique-niquerons sur le chemin de grande randonnée, le GR, au sortir du village de Murs, là-même où s'était achevée ma dernière marche. Tout à l'heure j'ai fait le plein de globules rouges avec la transfusion sanguine, demain je marcherai. Vaille que vaille.

Ce matin, alors que le mistral s'est dispersé, le soleil nous éblouit. Passé « l'Acropole provençale », je veux dire Gordes, nous nous engageons sur une route confidentielle qui nous mène rapidement à Murs, sentinelle d'un terroir vide de villages. Nous retrouvons le château à la Walter Scott et les balises du GR. Nous sommes sur un plateau que le blé en herbe a coloré de nuances toutes britanniques mais que le colza a griffé de jaunes sauvages, à la Van Gogh. Là-bas, deux arbres nous interpellent. Là sera notre pique-nique ! Nous nous installons sur l'herbe ondoyante, tout au spectacle qui nous laisse sans voix : bleuté, le Luberon barre l'horizon de sa ligne sinueuse ; sur le devant une allée de cyprès fougueux scande le décor dans un élan ordonné ; le silence enveloppe cette magnificence. Au loin, invisibles, les agneaux d'un troupeau brisent de temps à autre le recueillement dans lequel nous sommes déjà absorbés.

Alors que nous avons étalé le pique-nique, nous sommes saisis par la symbolique manifeste de

---

[1] La guérison définitive sera médicalement confirmée huit mois plus tard.

notre salle-à-manger : nous sommes assis entre deux arbres bas, plus que centenaires, aux troncs puissants et crevassés. Leurs hautes branches se touchent. Mais à notre gauche, ramassé sur lui-même, c'est un mourant qui nous accueille : il pourrait bien connaître son dernier printemps. Ses branches basses sont desséchées tandis que vers le haut de rares feuilles tentent de composer un feuillage. Sur notre droite, en revanche, c'est l'exubérance : le vieux tronc gorgé de vitalité nourrit une profusion de branches qui, tombant en gerbes, ne sont que folle floraison. Nous voulons croire que cet arbre resté si jeune, que ces fleurs sauvages sont à l'image de ce que nous sommes appelés à vivre. « *Rien d'autre que le blanc des pétales et le bleu de l'azur. Une incarnation du bonheur, fort et fragile comme la vie.* » [1]

Nous parlons enfin. Quelques mots maladroits pour commenter une beauté qui ne saurait être enfermée dans des mots. Bien vite nous nous remémorons notre vie de *cheminants*. « *Tu te souviens !* » me dit Madeleine. « *Ah oui, ce fut cocasse !* »

*

A l'approche de Pâques, dans ce salon normand, les couples ne parlaient que départs en vacances,

---

[1] Christophe André, *De l'Art du bonheur* (p. 20).

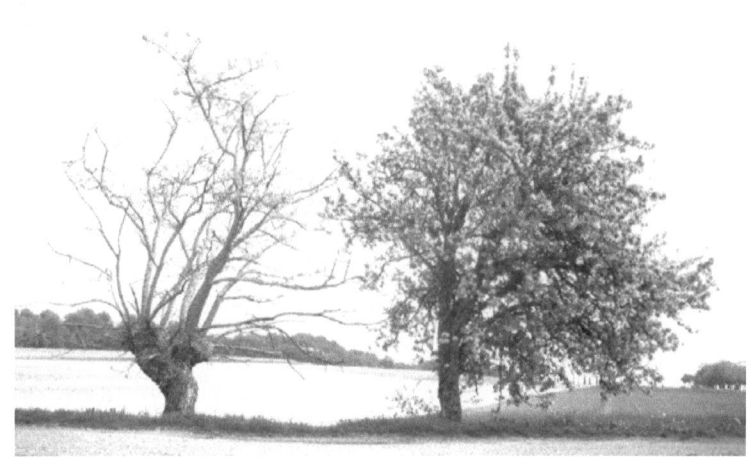

Megève pour les uns, St-Domingue pour d'autres, Cancun pour ceux-là, les Seychelles pour les originaux… Nous restions silencieux : nous n'avions nulle part où aller. Pourtant nous n'en étions pas affectés, déjà nos sacs à dos étaient lestés.

Une fois de plus, solitaires, nous irions cheminant par les sentes, absorbés dans le clair-obscur de sapinières, nous attardant sur des terres de mouettes, nous laissant gagner par l'appel des cimes, de l'horizon. Une fois de plus nous choisirions les chemins de grande randonnée qui, invisibles, balisent et sillonnent la France, ces chemins de terre et de roche qui zèbrent l'Europe des forêts de Bohême aux rivages atlantiques.

Nous restions discrets, bien incapables d'évoquer la plénitude qui jalonnait notre vie de marcheurs. *Cheminants*, nous l'étions dans l'âme, à travers nos escapades de fin de semaine, comme à travers notre existence. Errances involontaires ou provoquées ? Peu importe finalement. Nous avions fini par accepter cette vie et en faire notre quotidien comme d'autres les dîners en ville et les antiquaires.

Un miracle avait même marqué ce choix ou cette fatalité : l'un et l'autre, avant de nous connaître, nous partagions cette passion dont personne n'aurait pu deviner l'affleurement, sinon peut-être qu'elle impliquait une autre façon de marcher, de regarder… de sourire. Bref, un je-ne-sais-quoi qui pouvait surprendre : la source d'une originalité si prosaïque était tellement inconcevable !

Nous partîmes donc, et nous nous perdîmes une semaine durant quelque part entre chaîne des Puys et Livradois.

Le hasard voulut qu'au retour nous retrouvions les mêmes couples dans le même salon pour apprendre qu'il pleuvait à St-Domingue, que le tiers-monde était pouilleux, que la neige avait fondu sur les pentes alpines, que…. Nous, nous n'avions à offrir que des visages hâlés par le vent, que notre bonheur et notre insouciance. Et des photos, comme tout le monde.

Voire ! Comment aurions-nous pu présenter ces étranges photos d'écorce et de troncs, de roches et d'insolite, ce matériau « brut » qui n'avait rien à voir avec les somptueuses cartes postales en boîte qui sanctionnent tout voyage réussi : coucher de soleil rougeoyant, ruines de château féodal, éventaires colorés… Non pas que nous les méprisions ces photos - nous en avions aussi - mais nous ne savions plus nous en satisfaire.

Nous avions composé l'album de nos errances comme on compose un livre d'aventures : de rapprochements inattendus, de détails insolites, d'émotions inexplicables, de parcelles d'infini. Là, soudain, un détail - perçu comment ? - devenait magique. Vagues mourantes du Tibesti, éclats miroitants du feu grégeois, craquelures des limons de Basse-Egypte, failles enténébrées du Yucatan... Au fil des jours et d'un dépouillement du regard, tout s'était passé comme si la séduction de la forme avait laissé place à la vibration subtile de la matière.

Alors qu'aujourd'hui nous renouons, symboliquement, avec « la vie d'avant », je ne peux m'empêcher de faire référence à mon « expérience » récente. Je me dis que nos marches nous conduisaient à une spiritualisation de la conscience que j'ai retrouvée à l'hôpital et pérennisée.

Nous sommes en pensée avec Ellen Fernex de Nice, une authentique *globe trotter* qui aura parcouru le monde de l'Amazonie au Gange. Son livre admirable, *Le Chemin*[1], est celui d'un cheminant de l'âme. Au Nouvel an, Ellen nous a envoyé, non pas une photo, mais un poème. L'invitation tellement poétique à retrouver nos émois de *cheminants*. Oui, vagabond, « *le chemin* » est à l'image

---

[1] Ellen Fernex, *Le Chemin,* Slatkine (Genève) 2008. Chaque photo de l'ouvrage est accompagnée de deux vers en forme d'interrogation : « *Flaques de souvenirs / Entre larmes et sourires ?* » ; « *Le Doute et son écume / Qui flotte dans les brumes ?* »...

de la vie. Elle aussi peut être facétieuse et se rire des ornières.

Petit chemin

C'est un petit chemin
Ingénu et mutin
Qui n'obéit à rien,
Qui sans cesse va et vient.

Qui saute sur les pierres
Et se rit des ornières,
Qui ne fait pas le fier,
Trottine sans manières.

Ce n'est qu'un vagabond
Parfois un peu fripon
Qui va par petits bonds.
Qui flâne sous un pont,

Flirte avec le ruisseau,
Folâtre au bord de l'eau,
Se perd dans les roseaux
En guettant les oiseaux.

Se glisse sous les branches,
Se tourne et se déhanche
Enlaçant les pervenches,
Les marguerites blanches.

Puis grimpe la colline,
Badine et se dandine

*Humant les aubépines
Sans crainte des épines.*

*Gambade et batifole
Entre les herbes folles,
Les papillons frivoles,
Et l'insecte qui vole.*

*Musarde vers la mare
Où coincoinent les canards
En joyeux tintamarre,
Puis brusquement démarre,*

*Descend dans le ravin ;
Se cache sous les sapins ;
Réapparaît enfin
Couronné de lupins.
Parfois pris de langueur,
Il s'assoupit, rêveur,
Dessous un saule pleureur
Dans le parfum des fleurs.*

*Souvent il disparaît
Dans l'ombre des forêts
Pour savourer la paix
Sous l'éclat bleu d'un geai.*

*Puis repart, un peu fou,
Il ne sait pas vers où,
En folâtrant partout ;
Jusqu'où ? Jusqu'où ? Jusqu'où ?*

EPILOGUE

22 juillet - 29 mars. Tant de mois d'une vie étranglée ! Nous nous étonnons qu'elle soit derrière nous. Alors que le printemps nous fait signe jusqu'au cœur de l'Isle-sur-la-Sorgue, saurons-nous, comme lui, repartir de zéro dans un élan ébouriffé à la vie ? Sur quel bilan, sur quelle remise en question ?

Comment ramasser en quelques pages huit mois dont nous avons dû, l'un et l'autre, composer avec les heures en refusant la perspective d'une mort possible sinon vraisemblable ? En décidant de vivre ma leucémie comme une expérience, j'ai été conduit à dépasser la simple description au jour le jour d'une thérapie et de son cadre hospitalier, un service d'onco-hématologie. Pas à pas, j'ai découvert la tension psychique inhérente à une thérapie lourde.

Il y eut d'abord la tentation de se laisser porter par l'évidence : un futur aléatoire (la mort) et la face obscure du passé, tant d'échecs, de frustrations, de regrets, de ressentiment, d'illusions… S'ajoutait l'étrange confrontation de deux espace-temps radicalement contrastés que j'ai souvent décrits, d'un côté l'isolement sur quelques mètres carrés dans un temps vide, de l'autre, la richesse des intermèdes : l'espace qui retrouve une perspective alors que le temps se rétracte dans la profusion des sollicitations immédiates. Il y eut aussi, à plusieurs reprises, la mise en retrait du *cogito* qui, amoindri par la fatigue et la souffrance, laissa place à d'étranges états de conscience modifiés dont personne, apparemment, n'ose parler alors que, cliniquement, ils vont de soi. Etait-ce des hallucinations ou un élargissement du champ de conscience accédant à une nouvelle dimension ? Je retiens qu'ils furent riches de plénitude ; ils sont inscrits en moi à jamais. Enfin, je n'ai cessé d'en parler, la détresse, conduit irrésistiblement à la rétractation et l'enfermement sur soi, face à un personnel soignant dont l'admirable présence oblative sera ignorée alors qu'elle est un cadeau à l'âme.

« *Lutter contre soi-même, contre les ténèbres de l'âme qui montent en nous* »[1], prendre la mesure des tensions inhérentes au traitement du cancer, quel qu'il soit, et les dépasser, tel est le rôle d'une approche intériorisée. La mienne aura pris appui sur la méditation « en pleine conscience ». Méditation, le mot pourrait paraître trompeur. Il suggère l'austérité et l'ascèse, l'isolement et le silence… Pour ma part, j'ai dit le plaisir sensuel que j'ai ressenti dans cette méditation, par exemple en laissant couler l'eau d'un robinet sur les mains, ou en marchant pieds nus sur le sol de ma cellule. Comme dans mes randonnées, le corps redevenait l'ami, le partenaire d'aventures, enrichies de subtiles perceptions. Etrangement, le temps lui aussi se déployait. J'ai alors compris ce propos insolite d'une femme admirable qui, à la veille de mourir du can-

---

[1] Christophe André, *De l'Art du bonheur* (l'Iconoclaste).

cer, écrivait dans son journal de bord : « *Toute démarche spirituelle est avant tout un bain de matière.* »[1]

C'est grâce à cette approche, simplette d'apparence, que je j'ai échappé au ressassement du passé comme au désarroi face à la perspective de la mort. Ainsi libéré, j'ai découvert la richesse insolite du vécu dans une cellule tout en me laissant porter par le sourire du personnel soignant. De nouveau je fus ouvert à la vie : amour, souvenirs heureux, rire, partage…

*

Ce qui me frappe aujourd'hui, c'est que je suis incapable de dissocier ces jours pour les appréhender dans leur singularité. Ce temps ne forme pas bloc ; il n'est pas enserré dans une parenthèse d'autant plus évidente, a priori, que je n'en avais aucune notion, n'ayant connu ni l'hôpital ni l'enfermement. Ces huit mois se sont résorbés dans ma vie ; une composante fluide, comme tant d'autres ; une confrontation de plus avec l'aléa, le risque, le défi, la vie du couple. La mort.

Alors que j'ai toujours été projeté en avant dans un optimisme « irresponsable » (me disait-on), est-ce que je négligerais d'en tirer les enseignements ? Pour fuir ? Pour refouler l'indicible ? Je ne le crois pas. Tout s'est passé comme si je me nourrissais de cette expérience afin qu'intégrée à

---

[1] Christiane Singer, *Derniers fragments d'un long voyage,* Albin Michel 2007, p.122.

ma personnalité, elle l'enrichisse d'une dimension plus subtile, d'un regard plus bienveillant sur les personnes. En écrivant ce témoignage, je n'ai pas cherché à mettre en évidence une performance, ni à valoriser un ego. Lorsqu'on est confronté à la mort, on n'en est plus là, dieux merci. Reste qu'à mes yeux, surmonter une telle épreuve et la vivre comme une « expérience », passe surtout par une intériorisation.

Ma leucémie ne m'a pas conduit à « muter », à découvrir une nouvelle raison ou une nouvelle façon de vivre. Mais elle l'a merveilleusement enrichie par un étrange détour : elle m'a permis de percevoir une profondeur cachée dans le quotidien le plus insignifiant et en retirer la subtile perception d'une poésie cachée. Elle a donc accéléré une évolution intérieure, menée jour après jour sur des décennies. Désormais, je peux me projeter dans l'étrange éclat intérieur du corps et me fondre en des lointains d'outre-bleu.

S'agissant du cancer, j'en témoigne avec sérénité : combats et succès intérieurs sont possibles, ils nous sont accessibles. Les services d'oncohématologie ont pris la mesure de la dimension immatérielle de la guérison. Ils en assument ouvertement l'originalité et les exigences.

De mon hospitalisation j'emporte le bien le plus impalpable, le plus subtil, le plus insolite, le plus gratuit…: la profusion des sourires. Du matin au soir, les nuits durant, ils m'auront tenu compagnie, nous incitant à dépasser contrainte et souffrance, nous invitant à nous surpasser. Ces sourires auront été autant d'appels à sortir de l'enfermement psychique pour affronter et pacifier des vies trébuchantes. Un miracle, tellement humain, ai-je écrit. Il n'en est que plus admirable. Le secret de ce miracle au quotidien, je l'ai nommé dans le cours du récit : l'amour oblatif du personnel, un amour qui jamais ne dit son nom, qui s'exprime spontanément et dans la discrétion.

Quand je relis notre témoignage, je ne peux m'empêcher de penser qu'il est tout entier porté par l'amour. Compassion des soignants pour leurs patients. Amour farouche des cancéreux pour la vie, dans une lutte inégale contre la douleur et la mort, dont tant et tant sortiront victorieux. Amour incandescent de Madeleine pour son compagnon. Regards attendris de la passante qu'elle était dans ses allées et venues sur des « vies minuscules »[1] dont elle décrit les gestes et les élans. Des êtres qu'elle découvre dans les transports en commun, alors que le chagrin aurait dû l'enfermer dans une solitude désespérée.

Nous aussi avons lutté et refusé de nous laisser abattre. Mais je fus un privilégié, et quel privilégié ! Un couple que vingt-cinq années de vie commune et d'épreuves n'a jamais atteint ; la forme physique et une relation intime, conscientisée, avec mon corps, l'ami, le confident ; l'absence de contrainte professionnelle ; l'écriture qui fut mon EPO ; un optimisme irrationnel qui m'aura sauvé de tant de désastres… Et une vie spirituelle (quel qu'en soit le nom) partagée avec Madeleine. Sans cesse nous en avons tiré de nouveaux élans, et accepté l'incertitude des lendemains.

---

[1] Titre d'un roman de Pierre Michon.

Nous en parlions alors que, tout à l'heure, nous nous promenions dans l'Isle-sur-la-Sorgue vide de touristes. Pour découvrir que nous partagions la même perception du temps. « *C'est donc fini !* me disait Madeleine. *Pourtant, je continue de croire que, bientôt, nous buterons sur une nouvelle « chimio »*. L'image m'est venue d'une course d'obstacles éperdue, où je faisais corps avec ma monture. L'un et l'autre nous étions concentrés dans l'instant. Il nous était interdit de nous cabrer, ni même de nous raidir dans la crainte de la chute.

Subitement la perspective temporelle s'est distendue. Avec Madeleine serions-nous redevenus maîtres du temps ? Il nous faut réapprendre à vivre. Et de nouveau, ensemble bâtir un devenir riche de découvertes. Nous pensons à Proust dont la chère Céleste, disait : « *Il s'est mis hors du temps pour le retrouver.* » [1]

Oui, ayant tourné la page, ayant jeté la peur par-dessus bord, nous continuerons d'être émerveillés par ces mille riens, si ténus, qui composent l'ordinaire des jours ! Lorsque, avec Madeleine nous avons décidé de retrouver le village de Murs et le GR pour fêter l'évènement, nous portions une affirmation : marquer la continuité de nos vies, affirmer que nous étions prêts de nouveau à en assumer l'aléa. Et la poésie.

---

[1] Céleste Albaret, *Monsieur Proust*, réédition, Robert Laffont 2014.

Le regard de Madeleine

La guerre est terminée. Leucémie a déposé les armes. La sentinelle sera toujours en service mais, assurément, le traitement de choc arrive à son terme. S'ouvre le grand chantier de reconstruction.

Le visage de mon convalescent synthétise les luttes des 33 semaines écoulées. La peau est devenue une pellicule brillante ; elle laisse saillir des traits taillés au burin. Le teint rose sépia ou grisé, selon les heures, ne parvient pas minorer la braise du regard ni atténuer le sourire complice.

La casquette de yachtman bien vissée sur le crâne, Gilbert est incapable d'imposer la lenteur à ses gestes, à son corps amaigri. Il déambule par à-coups, se contraint à faire des pauses pour apaiser un souffle toujours court. Oui, le retour définitif s'accompagne des aléas de la dernière aplasie et de ses menaces. Elle modère ma joie, elle s'attarde et grignote mon moral peu vaillant. Gilbert le sait, les effets secondaires ne disparaîtront que lentement et progressivement. Il reste calme, placide et confiant. J'admire.

Depuis son retour définitif à la maison, nous faisons connaissance avec le sentiment flottant de l'incrédulité. C'est avec une joie quasi enfantine que, chacun, nous retrouvons progressivement nos marques et nos habitudes.

Personnellement, moins raisonnable et plus rancunière, des vagues de rage me submergent encore, de même des crispations que rien ne justifie. Par d'autres moments j'aime à m'attarder dans l'éther de la lassitude. Là, je revis mes soirées solitaires quand je savais Gilbert en état de fragilité dans sa cellule aseptisée. Ma représentation du monde se fondait dans un trouble qui se perdait dans le chaos. Parfois une abstraction géométrique s'emparait de mon esprit ; ou bien ressurgissaient des images, tantôt picaresques, tantôt grises et plates. Quant à la fatigue physique, elle est immense aujourd'hui. Mais la balade dans l'arrière-pays avec mon compagnon requinqué m'aura redonné le sourire.

Parvenue au moment de conclure ce témoignage, il m'est impossible de saisir le message du destin ou l'enseignement de cet étrange et violent épisode de notre vie. L'important n'est pas l'évènement en lui-même mais ce que l'on en fait. La maladie de Gilbert nous a mis au défi de donner corps à cette règle de vie.

Allons-nous construire ou détruire ? A quel niveau ? Il est prématuré de mesurer la portée de ces mois à huis clos. Construire, je ne saurais y prétendre. Mais, nous reconstruire, oui ; et surtout créer de la joie, la susciter, la partager.

POST-SCRIPTUM

Madeleine peint. Avec elle, je partage la passion du non figuratif. Quelques mois avant ma leucémie, une toile avait émergé des brosses et pinceaux, dans un élan quasiment incontrôlé. Si puissante et vibrante ; tumultueuse ! Elle a trouvé place dans le séjour de notre appartement. Bordé d'ébènes que les vermillons effilochent en les repoussant, se jouant de carmins soyeux et des ors en fusion, le tableau n'a cessé de me fasciner comme s'il rendait compte d'un combat vital. L'évidence m'est apparue lorsque nous avons achevé *A Fleur de sang*. Oui, cette toile d'un mètre vingt est l'expression du combat que, l'un et l'autre, nous avons mené contre la mort.

« *L'art ne reproduit pas le visible. Il rend visible* » disait Paul Klee. Seule une toile non figurative pouvait rendre compte de nos émotions, de la lutte sourde des corps et des âmes, comme de notre rage à survivre, à vivre ! Le plus surprenant est que cette toile se soit imposée à Madeleine quelques mois avant mon hospitalisation. Comme si, tel un rêve prémonitoire, son inconscient l'avait avertie. La leucémie n'est plus qu'un souvenir mais la toile est là, qui, encore et encore, s'offre à notre regard.

Elle est devenue hymne à la vie.

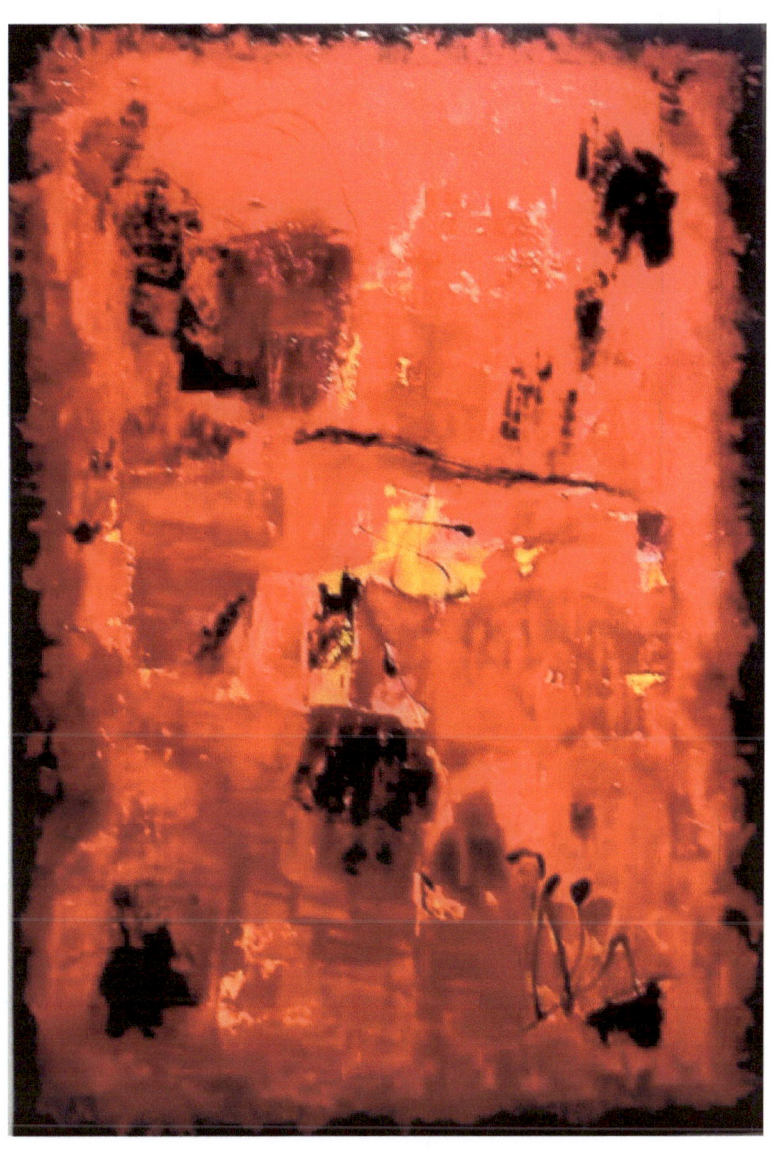

Fleur de sang

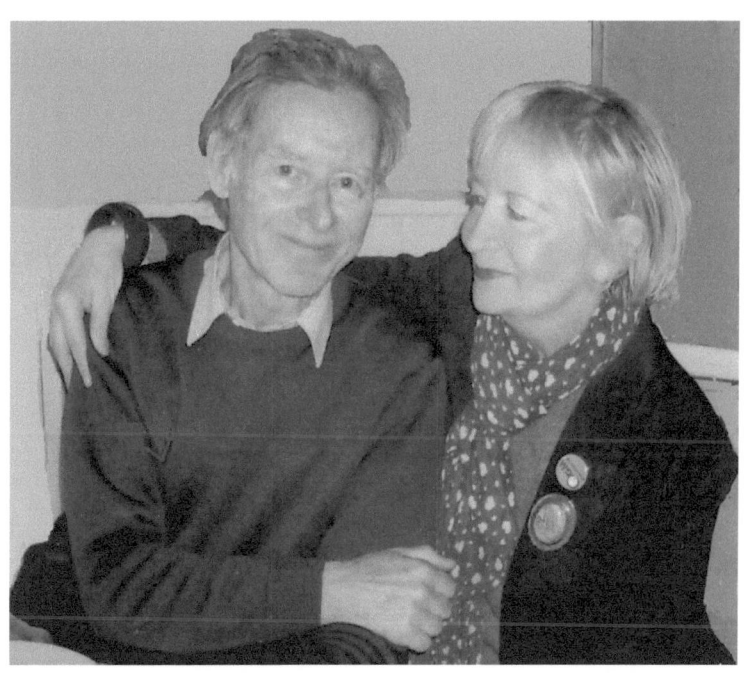

TABLE DES MATIERES

PRÉMISSES	7
APLASIE	18
SURREAL	29
INTERMEZZO	41
CORPS ET ĀME	59
CURE AND CARE	74
UNE FIGURE	93
POURQUOI ?	101
QUAND LE CORPS CHAVIRE	115
AU-DELA DES PAS	126
EPILOGUE	134
POST-SCRIPTUM	142